PraNeoHom®
Praxisorientierte Neue Homöopathie
Lehrbuch Band 3

Allergien und Mykosen
Zahnmeridian
Amalgam und Schwermetalle

Begleitbuch zum PraNeoHom® Aufbaukurs A

Layena Bassols Rheinfelder

Inhaltsverzeichnis

Vorwort 5

I. Allergien 6
Einführung 7
Formen der Allergie 7
Akute Allergie 8
Unverträglichkeit oder versteckte Allergie 9
Symptome einer Allergie 10
Auslöser einer Allergie 10
Kuhmilchallergie 11
Weizenallergie 12
Glutenintoleranz 12
Ursachen einer Allergie 12
Synergie-Effekt 13
Testverfahren 13
Grundlagen der Allergieumschreibung 13
Formen der Umschreibung 14
   1. Langfristig: Links-Rechts-Effekt auf Wasser 14
   2. Kurzfristig: Links-Rechts-Effekt auf die rechte Gehirnhemisphäre 14
   3. Schnelllöschmethode 14
Praxisbericht 15
   PraNeoHom lässt Allergien einfach und schnell verschwinden 15
Pollenflugkalender 17
Schimmelpilze 18
Kreuzallergien 19
Testliste 20

II. Mykosen 27
Einführung 28
Die Endobionten 29
Vorkommen 30
Blutpilze 30
Ursachen eines ungünstigen Milieus 31
Verschiedene Pilztypen 32
1. Schimmelpilze 32
   A. Mucoraceen - Mucor racemosus 32
   B. Aspergillaceen – Aspergillus niger 32
2. Hefepilze - Candida albicans 33
Mykosenbilder 34
Testverfahren 35
Ausleitungsverfahren 35
Begleitende Maßnahmen 36
Testschema Mykosen 37

III. Zahnmeridian 38
Einführung 39
Zahnstörfelder 39

Zahnmaterialien zum Austesten	40
Amalgamentfernung aus den Zähnen	41
Verschiedene Testverfahren	42
Bedeutung der Zähne	44

IV. Amalgam und andere Schwermetalle **46**

Einführung	47
Amalgamausleitung	48
Amalgam im Bindegewebe, Extrazellulär	48
Unterstützung der Ausleitung mit geometrischen Zeichen	50
Amalgam in den Nervenzellen, Intrazellulär (Spinalganglien, Gehirn)	51
Wie weiß ich, ob noch Quecksilber in der Nervenzelle ist?	51
Wann gebe ich Koriander?	51
Weitere Ausleitungsverfahren	53
Unspezifische Drainage	53
Phönix-Entgiftungstherapie	53
Iso-Entgiftungstherapie	53
Substitutionstherapie	53
Test-Vorgehensweise bei Amalgam und Schwermetallbelastung	54
Testablauf	54
Als Hausaufgabe	54
Amalgam- und Quecksilberbelastung bei Kleinkindern	56

V. Wohngifte **57**

Grundsätze der Toxikologie	58
Aluminium	58
Arsen	58
Blei	58
Cadmium	59
Dioxine und Furane	59
Formaldehyd	59
Pestizide	59
Luftreinigung durch Pflanzen	60

Danksagung	62
Leserservice	63
Quellenverzeichnis	64
Bezugsquellen	64
Links zur PraNeoHom®	65
Impressum	66

Vorwort

Lieber Anwender, liebe Anwenderin,

ich freue mich, dass du dich für das Thema des Aufbau-Seminars A interessierst. Dieses Seminar baut auf den Inhalt der Seminare Basis I und II auf.

Sich mit dem Thema Allergien, Mykosen und Schwermetalle zu beschäftigen, erscheint mir nicht nur für Betroffene wichtig, welche unter schädlichen Auswirkungen leiden.

Mit dem Aufbau-Seminar A möchte ich einladen zu einer bewussten Handhabung der Welt, in der wir leben, zu einer optimalen Auswahl von dem, was wir zu uns nehmen, wie wir leben und wohnen. Wenn wir beginnen, unser Leben „ver-Antwort-ungs-bewusst" zu führen, erkennen wir, dass hinter diesen Themen mehr steckt als bloße Abhilfe. So sehe ich in diesem Seminar einen wichtigen Baustein zu einem bewussten Leben.

Viele Auswirkungen einer unbewussten Lebensweise spüren wir nicht unmittelbar, doch der Zugewinn als Lebensqualität bei einer für uns stimmigen Lebensführung ist auch für den nicht Leidenden erheblich. Letztendlich muss jeder überprüfen, was für ihn stimmig ist, und genau dazu möchte ich dich mit Hilfe der PraNeoHom einladen: Zu einem erfüllten Leben voller Lebensqualität.

Deine

Layena Bassols Rheinfelder

"Bei Allergien verwechselt der Körper ein harmloses Seil mit einer gefährlichen Schlange und reagiert entsprechend"

Klaus Jürgen Becker

I. Allergien

Einführung

Allergien und Unverträglichkeiten nehmen in der heutigen Zeit in einem erschrecken Ausmaß zu. Früher waren Allergien eine Seltenheit. Bei uns sind sie mittlerweile Alltag unserer Realität geworden. Schon viele Babys werden mit Allergien geboren oder „erwerben" sie in den ersten Lebensmonaten. Was ist passiert? Wie ist es dazu gekommen? Und vor allem: Was steckt hinter den Allergien?

Aus einem Grund, den wir oftmals nicht sofort verstehen, befindet sich der Körper des Allergikers in einem Kampfzustand. Seine Aggression richtet sich allerdings nicht gegen Bedrohliches sondern gegen Substanzen, die eigentlich harmlos sind. Die körperlichen Reaktionen haben manchmal fatale Folgen. Oft sind Allergien von Unsicherheit begleitet. Der Betroffene weiß nie, wann und wo der nächste Allergieanfall ihn plagen wird. Und oft auch nicht, worauf er allergisch ist. Ein weiterer Unsicherheitsfaktor liegt darin, dass Allergien auch bei einem scheinbar gesunden plötzlich ausbrechen können.

Wie äußern sich Allergien? Schnupfen, Augentränen und Hautekzeme sind erste Anzeichen, die sich unter Umständen zu Asthma, Heuschnupfen und Neurodermitis entwickeln. Doch auch bei Verdauungsproblemen, Bluthochdruck, Migräne oder Arthrose, wo normalerweise keine Allergie verdächtigt wird, kann eine Unverträglichkeit im Spiel sein.

Die Ursachen für Allergien sind mannigfaltig. Sie können psychischen Ursprungs sein und aus früheren Traumata herrühren. In unserer modernen Kultur werden viele Allergien allerdings auch auf die Unmenge an chemischen unnatürlichen Substanzen vermutet, mit denen wir täglich konfrontiert werden. Es fängt beim Baby schon mit den Impfungen und der oft künstlichen Ernährung an. Dazu kommen Wohngifte, Waschmittel, Spülmittel, Zusätze in Textilien, Lebensmittelzusätze und Pestizide. Nicht zu vernachlässigen ist auch der Elektrosmog, der in den letzten Jahren stark zunimmt und, wie von Ärzten, Therapeuten und Heilpraktikern beobachtet wird, bei elektrosmog-sensiblen Menschen zu einer Anhäufung von Schwermetallen führt. So trägt auch eine unnatürliche Lebensweise zur Allergiebildung bei. Die Empfindsamkeit ist hierbei sehr stark individuell unterschiedlich. Als gesichert gilt, dass in Völkern, die auch heute noch sehr naturverbunden leben, Allergien weitgehend unbekannt sind.

Formen der Allergie

- Akute Allergie, überschießende Reaktion des Immunsystems. Beispiel: Nach einem Bienenstich schwillt der Hals lebensgefährlich an.

- Unverträglichkeit, Nahrungsmittelsucht mit schädlichen Konsequenzen. Beispiel: Jemand ist süchtig nach Schokolade, die er aber nicht verträgt.

- Autoaggressionskrankheit, der Körper richtet sich gegen sich selbst wie zum Beispiel beim Rheuma

Akute Allergie

Eine Allergie ist eine überschießende Reaktion des Immunsystems auf eine körperfremde, eigentlich unschädliche Substanz, die als Allergen erkannt wird. Beim ersten Kontakt findet eine Sensibilisierung statt und erst beim zweiten Kontakt reagiert der Körper allergisch darauf. Im Blut sind die Antikörper (Ig E) erhöht und die Mastzellen (Abwehrzellen) schütten Histamin aus. Dadurch werden die kleinen Gefäße (Arteriolen) erweitert und es kommt zu Symptomen wie:

- Hautreaktionen: Urtikaria (Nesselsucht)
- Schwellungen: Quincke-Ödem
- Atembeschwerden: Asthma bronchiale, Bronchospasmus
- Herzprobleme: Blutdruckabfall, Tachykardie (Herzrasen)
- Störungen des vegetativen Nervensystems: Übelkeit, Erbrechen, Person ist blass, kalt und schwitzt
- Im schlimmsten Fall bis zum anaphylaktischen Schock, der zum Tode führen kann

Es dürfte klar sein, dass in so einem Fall ein Notarzt oder ein Krankenhaus dringend aufgesucht werden muss.

Folgende Merkmale definieren eine Allergie:

- **Akutes Geschehen**, starke Abwehrreaktion
- **Antikörper (Ig E) im Blut erhöht**
- **Unabhängig von der Menge** des auslösenden Allergens: kleinste Mengen des Allergens reichen aus
- **Abhängig vom Bewusstsein**:

    1. Menschen, die im Koma oder in einer Psychose sind, bekommen keine allergische Reaktion

    2. Es besteht ein Zusammenhang zwischen dem kollektiven Wissen über die Zunahme der Umweltverschmutzung und dem Ansteigen der Allergien in der Bevölkerung

    3. Ein Bild des Allergens reicht oft aus, um die Reaktion hervorzurufen

Unverträglichkeit oder versteckte Allergie

Was im allgemeinen Sprachgebrauch oft als Allergie bezeichnet wird, ist meistens nur eine Unverträglichkeit oder auch eine Pseudoallergie.

Die Unterscheidungsmerkmale sind:

- Es handelt sich um einen **chronischen** Prozess
- Die Anzahl der **Antikörper (IgE)** im Blut ist **nicht erhöht**
- Die Reaktion ist **abhängig von der zugeführten Menge** (ein Glas Milch am Tag ist verträglich, jedoch kein ganzer Liter)
- Es entsteht oft ein Suchtverhalten. Substanzen, die ´"allergische" Reaktionen auslösen, isst man am liebsten und „braucht" sie sogar, um sich Wohlzufühlen, obwohl es einem danach schlecht geht (z.B. Sucht nach Schokolade).

Die Erscheinungsform ist dieselbe wie bei einer Allergie allerdings mit zusätzlichen Symptomen:

- Heuschnupfen
- Neurodermitis
- Ödeme

Ebenfalls:

- Arthritis
- Migräne
- Bluthochdruck
- Blähungen
- Unruhe und Nervosität (kann, vor allem bei Kindern ein Erstsymptom für einen allergischen Anfall sein)

Wenn weder eine Anamnese noch eine Testung erfolgt, bringen wir Unverträglichkeiten oft nur schwer in Zusammenhang mit dem auslösenden Stoff, manchmal erst nach einer Fastenkur oder nach Umstellung der Ernährung.
Ein Patient litt unter häufigen lästigen Blähungen. Während eines einmonatigen Aufenthalts in Bali, stellte er fest, dass die Blähungen komplett verschwunden waren und erst wieder in Deutschland auftauchten, als er seinen üblichen Speiseplan mit Milchprodukten wieder aufnahm.

Symptome einer Allergie

Die Symptome können sehr unterschiedlich sein. Auch hierzu gehören alle unspezifischen Symptome, die wir oft nicht zuordnen können. Ganz konkret können wir eine Allergie vermuten bei:

Verdauungsstörungen wie Blähungen, Aphten, Übelkeit, Erbrechen, Sodbrennen, Durchfall und Verstopfung

Hautprobleme wie Ekzeme, sowohl trockene wie auch juckende und nässende aber auch Akne bei Erwachsenen und Juckreiz am After u.a.

Atembeschwerden: Asthma, chronische Bronchitis, Schnupfen, Nebenhöhlenentzündungen

Augen: Tränen und Jucken, Lichtempfindlichkeit, geschwollene Lider, dunkle Augenränder vor allem bei Kindern

Ohren: Tinitus, Gleichgewichtsstörungen, übermäßigem Ohrenschmalz, Mittelohrentzündung

Aber auch Migräne, Ruhelosigkeit, Nervosität, Reizbarkeit, Schlaflosigkeit, Gedächtnisverlust, Hyperaktivität bei Kindern ADS, Angst, Depression, chronische Müdigkeit, u.v.m.

Auslöser einer Allergie

- **Nahrungsmittel:** oft abhängig von der Herstellungsart (genmanipuliert) oder von chemischen Zusatzstoffen wie Konservierungsstoffe. Die Hauptallergene sind:

    1. **Kuhmilch**: erstes artfremdes Eiweiß (Mutterthema, Abstillzeit, Laktasemangel oder Kaseinunverträglichkeit)

    2. **Weizen**: zweites artfremdes Eiweiß, am meisten gezüchtete Getreideform (Vaterthema). Nicht zu verwechseln mit Zöliakie oder Einheimischer Sprue, einer angeborenen Glutenintoleranz

    3. **Zucker**: führt oft zu Gelenksproblemen, die schlagartig aufhören bei gezieltem Verzicht darauf

- **Pollen:** Bäume, Gräser, Korbblütler (Echinacea, Arnica)
- **Insektengifte:** Bienen, Wespen, Sandflöhe, Bremsen, Moskitos
- **Medikamente:** Antibiotika (Penicillin)
- **Anästhesie**
- **Jodhaltige Kontrastmittel**

Es gibt jedoch auch psychisch bedingte „Allergien". Beispiel: Ein Klient wurde als Kind von seiner Mutter emotional überfordert. In dem Fall kann es sein, dass er später „allergisch" gegen Nähe und Intimität ist und beispielsweise immer dann, wenn ihm eine Frau sehr nahe kommt, sein Körper Panikzustände, Abwehrreaktionen oder sogar Hautausschläge produziert, um ihn vor einem erneuten überwältigt sein zu schützen.

Kuhmilchallergie

Kuhmilcheiweiß ist meistens das erste Eiweiß mit dem ein Baby konfrontiert wird nach dem Abstillen. Da Kuhmilch in unseren Breiten eines der Hauptnahrungsmittel darstellt, ist ein Verzicht darauf eher beschwerlich und beeinflusst unsere Lebensqualität sehr: Kuhmilchallergie bedeutet: kein Eis mehr essen, keinen Kuchen mit Sahne genießen, keine Sahnesoße auf die Pasta beim Italiener, keinen Cappuccino oder Milchkaffee trinken…und das in einem Land mit den weltweit besten Milchprodukten!

Oft hat eine Kuhmilchunverträglichkeit auch mit einem psychischen Problem mit unserer Mutter zu tun oder der Zeit des Abstillens. Letzteres ist ein Punkt, der in der klassichen Medizin oft übersehen wird.

Mit Hilfe der PraNeoHom kann die Ursache auch ohne aufwendige medizinische Testverfahren ermittelt werden. Hat man einmal das Allergen in der Wurzel erkannt, kann es mittels PraNeoHom unschädlich gemacht werden, indem es umgeschrieben wird. Der Klient muss nicht weiter verzichten, sondern kann aus einer erweiterten Palette selbst entscheiden, was er essen möchte. Seine Lebensqualität verbessert sich merklich.

Was steckt hinter einer Kuhmilchallergie?

1. **Milchzucker:** Ein Laktasemangel führt dazu, dass der mit der Nahrung aufgenommene Milchzucker (Laktose) nicht verdaut werden kann. Gelangt ungespaltener Milchzucker in den Dickdarm, wird er von Darmbakterien aufgenommen und vergoren. Die Gärungsprodukte können zu Blähungen und Durchfall führen. Hierunter leiden Erwachsene speziell aus dem Mittelmeergebiet, aber auch die Orientalen und Indianer. Nordwesteuropäer sind dagegen davon weniger bis selten betroffen.

2. **Milcheiweiß:** Dr. Twogood aus Kalifornien, ein Chiropraktiker, fand heraus, dass in vielen Fällen das Milchprotein Kasein für die Allergien verantwortlich ist. Die meisten Kuhmilchallergiker haben kein Problem, wenn sie Laktalbumin- und Laktoglobulin-haltige Molke zu sich nehmen, während kaseinhaltige Produkte wie Käse, Milch, Sahne allergieauslösend wirken. Kasein ist ein Dickungsmittel, dass nach Dr. Twogood oftmals die Hauptursache für chronische Rückenschmerzen, Nackenschmerzen und Kopfschmerzen ist.

Weizenallergie

Weizen ist das zweite Fremdeinweiß, welches das Baby mit dem Brei bekommt. Da Weizen das am meisten gezüchtete Getreide ist, kann hier auch die Ursache für die häufigen Allergien liegen. Psychisch weist eine Weizenallergie häufig auf eine Vaterproblematik hin.

Weizenallergie darf allerdings nicht mit der Glutenintoleranz verwechselt werden, die vererbt wird, während eine Weizenallergie meist in den ersten Kinderjahren „erworben" ist.

Glutenintoleranz

Die Glutenintoleranz ist eine erblich bedingte Krankheit. Sie kann im Kindesalter (Zöliakie) oder im Erwachsenenalter (Einheimische Sprue) auftreten. Eine Klebereiweißunverträglichkeit führt dazu, dass Weizen und Roggen, aber auch im geringen Maße, Gerste und Hafer nicht vertragen werden. Unklar ist noch die Ursache. Vermutet wird ein Gendefekt. Die Darmschleimhaut und ihre Villi werden dadurch geschädigt. Villi sind Ausstülpungen des Darmes zur Vergrößerung der Oberfläche. Dies betrifft speziell die Darmwand vom ersten Teil des Dünndarms, dem Jejunum, die verantwortlich sind für eine gute Aufnahme der Nahrungsmittel. Dadurch kommt es zu Mangelerscheinungen und Durchfällen, zu dem sogenannten Malabsorptionssyndrom.

Ursachen einer Allergie

Ursachen einer Allergie können sein:

- Impfungen (Homöopathische Mittel dafür sind Thuja, Silicea, Sulphur)
- Amalgambelastung, auch durch die Mutter pränatal erworben
- Mykosen und deren Gifte (Aflatoxin)
- Chemikalien: Wohngifte, Nahrungsmittelzusätze
- Dauerhafte Elektrosmogbelastung
- Psychische Ursache:

    1. Stress oder schmerzhafte Erlebnisse bis hin zu pränatalen Ereignissen bleiben oft im System gespeichert und lösen Allergien aus

    2. Assoziation, z.B. Birke mit Schmerz: Die Trennung einer Traumbeziehung fand unter einer Birke statt, sodass die Person eine Birkenallergie entwickelte.

Synergie-Effekt

Zwei Substanzen sind einzeln gut verträglich, aber in Kombination reagiert der Körper negativ darauf. Beispiele:

- Kaffee mit Milch
- Yogurt (Milchprodukte) mit Früchten (Säure)
- Holz mit einem bestimmten Wachs behandelt
- Zucker und saure Früchte (Marmelade)

Testverfahren

Der Ablauf geht wie folgt: Der Proband (Patient/Klient) nimmt den Gegenstand in die linke Hand, während der Anwender (Berater/Therapeut) über der rechten Gehirn-Hemisphäre testet.

1. Verdächtige Lebensmittel, Kosmetika, Medikamente werden vom Proband mitgebracht und direkt getestet.
2. Pollen können durch Kleben eines Tesafilms aufs Fensterbrett außen und Hausstaub aufs Fensterbrett innen, mitgebracht werden.
3. Der Proband liest die Lebensmittelliste laut und mit Rhythmus vor, z.B. „Milch, Milch, Milch…".
4. Kinder schauen Bilder der Allergene an.
5. Bei Babys über die Mutter die Testungen vornehmen.
6. Durch die Wohnung gehen und die Gegenstände betrachten: Fotos, Bücher, Geschenke

Wir können testen, wo im Körper die schädliche Wirkung am stärksten ist, indem wir das Allergen nehmen und den Beziehungstest mit dem Magen, Darm, Leber etc. vom Proband machen.
Auch können wir verschiedene Tageszeiten austesten. Der Kaffee morgens oder abends. Da es sich hier um Momentaufnahmen handelt, ist es auch gut durch öfteres Testen den Trend festzustellen.

Grundlagen der Allergieumschreibung

Wie wirkt sich eine Allergie auf unser Energiesystem aus? Bei jedem Kontakt mit einem Allergen werden in unserem Körper eine oder mehrere Energiebahnen (Meridiane) geschwächt und der Körper entwickelt seine Abwehrmechanismen. Daher ist es ratsam, zunächst die Energie-Balance vorzunehmen.
Um die Allergie zu behandeln, werden zuerst einmal die entsprechenden geometrischen Zeichen ausgetestet. Durch Informationsübertragung auf Wasser, das anschließend getrunken wird, verändern wir dann die Körperreaktionen ins Positive. Die Verwendung der Zeichen wirkt

sich direkt harmonisierend auf das Steuerungssystem des Körpers aus. Wir reduzieren den Stress im System, den das Allergen ausgelöst hat. Zusätzlich zu dem Allergen sollte die Ursache der Allergie getestet und umgeschrieben werden. Es ist eine Wohltat für jeden ehemaligen Allergiker, wenn er von seinem psychischen und physischen Stress befreit wird und entdeckt: Heil sein und wohl sein ist möglich!

Formen der Umschreibung

1. Langfristig: Links-Rechts-Effekt auf Wasser

Allergen mit Umkehrform (Sinus, Strich-Sinus oder Zwei-Strich-Sinus) auf Wasser übertragen und trinken. Wenn die Ursache bekannt ist, diese dazuschreiben. Um den erwünschten Effekt zu erzielen, nicht vergessen am Ende mit Ypsilon zu stabilisieren.

Kinder: Bilderbuch mit Katzen vorlesen (Umkehrform auf die Bilder malen), Weizenglas oder Kuh mit Umkehrform ins Puppenhaus stellen und öfters damit spielen.

2. Kurzfristig: Links-Rechts-Effekt auf die rechte Gehirnhemisphäre

Mit der linken Hand ein Ypsilon formen und die rechte Hand auf die rechte Gehirnhemisphäre legen, während das Allergen drei Minuten laut ausgesprochen wird. Alternativ kann ein Zettel mit dem Allergen mit Ypsilon angeschaut werden.

3. Schnelllöschmethode

„In Gedanken an die jeweilige Blockade (oder indem das Allergen laut ausgesprochen wird) durchlaufe ich den Vektorenkreis in Sekundenschnelle rückwärts vom ermittelten Belastungsgrad (z.B. Vektor 7) bis zum Ausgangspunkt (Vektor 1). Dort warte ich bis der positive Rutenausschlag sich gemäß Vektor 9 verstärkt. Hiermit ist der Heilvorgang eingeleitet."*

Das Problem in der Praxis stellt sich dadurch, dass die Allergie vorübergehend von dem Anwender übernommen wird, der anschließend die Löschung für sich selbst vornehmen muss. Ratsam ist es daher, auch Heilenergie in das System einzuschleusen, indem der gleiche Vorgang von Vektor 1 bis Vektor 9, also anders herum, vorgenommen wird, während „Göttliche Heilkraft" oder „Universelle Lebensenergie" oder Ähnliches gesagt wird und zwar für Therapeut/Berater und Proband.

* Von Sabine Prins, Informationsmedizin in Praxis und Anwendung, S. 52

Praxisbericht

PraNeoHom lässt Allergien einfach und schnell verschwinden

Erschienen in der Zeitschrift "Raum & Zeit" Nr. 116, März/April 2002
von Layena Bassols Rheinfelder

Ausgangssituation

Anja B., Anfang dreißig, kam am 25.08.00 in meine Praxis und berichtete von ihrer starken Lebensmittelallergie auf Möhren, Sellerie und Petersilie. Während eines Urlaubaufenthaltes in der Schweiz habe sie am 29.04.00. nach dem Verzehr von rohen Möhren ein Quincke-Ödem bekommen und sei sofort in die Notfallaufnahme des Universitätsklinikum in Genf eingeliefert worden. (Bei einem Quincke-Ödem schwillt der Hals innerhalb kurzer Zeit dermaßen an, dass es zur Erstickung kommt, wenn nicht sofort mit Kortison per Infusion eingegriffen wird.) Zurück in Deutschland habe sie sich schulmedizinisch auf Allergien testen lassen und neben einer Möhrenallergie wurden auch allergische Reaktionen bei Sellerie und Petersilie festgestellt. Von ärztlicher Seite sei ihr geraten worden, diese Lebensmittel fortan zu meiden, da der Verzehr unter Umständen tödliche Folgen haben könnte. Akut leide sie zurzeit unter Ödemen, die sich allmorgendlich an den Augen bildeten.

Behandlungsweise

In der Regel mache ich zunächst die „Energie-Balance", um das Energiesystem des Patienten ins Gleichgewicht zu bringen. Dies bedeutet: Ich ermittle mit der Einhandrute, welche Meridiane aus dem Gleichgewicht sind und bringe sie durch Bemalen der entsprechenden Meridianpunkte wieder in Harmonie.

Bei Anja ergab sich folgendes Bild: Die zu behandelnden Meridiane waren Dickdarm, Lunge, Leber, Niere, Milz-Pankreas und Magen; dazu Schilddrüsen-, Mykosen-, Amalgam- und Allergiepunkte. Um das Energiesystem wieder in Ausgleich zu bringen, werden alle Punkte mit geometrischen Formen bemalt. Dabei handelt es sich um folgende Zeichen: Sinus, Strich-Sinus oder Zwei-Strich-Sinus. Diese Zeichen bewirken eine Umkehrung der Systeminformation an dieser Stelle, d. h., die elektromagnetische Welle wird an dieser Stelle um jeweils 180°, 225° und 270° verschoben. Der Patient malt diese geometrischen Formen dann während eines individuell ausgetesteten Zeitabschnittes selbst weiter auf die Haut auf.

Neben den oben genannten Zeichen gibt es noch weitere, unter anderen das Y, was sich durchflussfördernd auswirkt. Da das morgendliche Auftreten von Ödemen an den Augen auf eine Nierenschwäche hinweist, malte ich ihr zusätzlich ein Y auf den Hautbereich über jeder Niere.

Im Anschluss daran wird das **Allergen** auf den Grad seiner Unverträglichkeit ausgetestet, in unserem Fall testete es hochallergisch, d. h. Umkehrzeichen Zwei-Strich-Sinus. Wir fingen mit der Allergie auf Möhren und Sellerie an, weil der Körper maximal zwei Allergene gleichzeitig umschreiben kann und nahmen erst zu einem späteren Zeitpunkt Petersilie hinzu. Dazu wird auf einen Zettel der Name der Allergene geschrieben und mit dem ausgetesteten Umkehrzeichen

versetzt. Um dem Körper die korrigierte Information zukommen zu lassen, wird diese auf ein Glas oder eine Flasche Wasser geprägt, da sich das Wasser als Informationsträger besonders gut eignet. Der Patient nimmt regelmäßig das Heilwasser zu sich um diese Heilinformation möglichst schnell in alle Zellen des Körpers zu bringen. Sowohl die Dauer der Einnahmezeit, die von ca. 4 bis 6 Wochen reichen kann, als auch die Menge des einzunehmenden Wassers wird ausgetestet. Bei Frau Anja B. waren es 6 Wochen bei täglich zweifacher Anwendung.

Meine Erfahrung mit Allergien hat gezeigt, dass diese häufig mit einem Trauma beginnen und an dieses gebunden sind, was bedeutet dass die Allergie erst vollständig mit Klärung des psychischen Konflikts aufgelöst werden kann. Um dies zu tun, ist es sehr hilfreich den **Psychomeridian** heranzuziehen, ein Meridian, an dem man den Zeitpunkt ermitteln kann, bei dem eine Störung ihren Beginn hatte. In unserem Fall trat die ursprüngliche Störung gleich nach der Geburt ein: Es lag der Verdacht auf ein spastisches Kind vor, was die Mutter vollkommen überforderte und sich in Form eines Gefühls der Ablehnung auf das Kind übertrug. Mit Hilfe von geometrischen Zeichen und Übertragung auf Wasser wird das Trauma ebenfalls, wie oben beschrieben, innerhalb eines bestimmten Zeitabschnittes neutralisiert. (Dieses Trauma kann auch dann neutralisiert werden, wenn der Patient keine Erinnerung mehr an das Geschehen hat.)

Um den Darm noch zusätzlich zu unterstützen, verschrieb ich Anja ergänzend das homöopathische Mittel Okoubaka D30.

Ergebnis

Ist die Umschreibung beendet, kann der Patient die Lebensmittel wieder verzehren, ohne darauf negativ zu reagieren. Das war auch bei Anja der Fall. Drei Monate nach unserem ersten Gespräch berichtete sie begeistert, dass sie wieder Karotten, Sellerie und Petersilie essen kann. Jede erwartete allergische Reaktion sei ausgeblieben.

Zusammenfassung

So wie Anja ihre Lebensmittelallergie haben auch weitere Patienten von mir ihre Allergie gegen Pollen, Hausstaub, Katzenhaare u. a. mit Hilfe der PraNeoHom, erstens vollkommen chemiefrei, zweitens auf natürliche Art und Weise und drittens innerhalb kurzer Zeit überwunden. Es kommt einzig und allein darauf an, dem Körper die richtige Information zuzuführen, so dass er auf äußere Reize wieder angemessen reagieren kann. Hierzu ist die PraNeoHom bestens geeignet.

Pollenflugkalender
von Alvina M. Kreipl

Legend: ● = Hauptblüte (rot), ○ = Vor-/Nachblüte (gelb)

Pflanze	Jan.	Feb.	März	April	Mai	Juni	Juli	Aug.	Sept.	Okt.	Nov.	Dez.
Ahorn			●	●	●	●						
Akazie					●	●						
Ambrosia								●	●			
Ampfer				●	●	●	●	●	○			
Beifuß				●	●	●	●	●	●			
Birke			●	●	●	●	●	●				
Brennessel				●	●	●	●	●	●	○		
Buche				●	●							
Edelkastanie												
Eibe			●	●	●	●						
Eiche			○	●	●	●						
Erle	●	●	●	●								
Esche												
Fichte				○	●	●						
Flieder												
Gänsefuß							●	●	●			
Gerste												
Glatthafer												
Goldhafer						●	●	○	○			
Goldrute								●	●			
Hafer							●					
Hainbuche			○	●								
Hasel	●	●	●									
Heidekraut							○	●	●	○		
Holunder						●	●					
Hopfen					●							
Kiefer				○	●	●	●	●	●	●		
Koniferen			○	●	●	○	○	○				
Korbblütler												
Linde						○	●	●				
Löwenzahn					●							
Mais							●					
Nessel												
Pappel			●	●	○							
Platane												
Raps				●	●	●	●	●				
Robinie				○	●	●	○					
Roggen												
Rotbuche				○	●							
Roßkastanie												
Sauerampfer					●	●	●	●	○			
Spitzwegerich						●	●					
Tanne						○						
Ulme			●	●								
Walnuß				○	●	○						
Wegerich						●	●	●	●	●		
Weide			●	●								
Weizen						●	●					
Wiesenfuchsschwanz				○	●	○	○	○	○			
Pflanze	Jan.	Feb.	März	April	Mai	Juni	Juli	Aug.	Sept.	Okt.	Nov.	Dez.

PraNeoHom® Lehrbuch Band 3

Gräser	Jan.	Feb.	März	April	Mai	Juni	Juli	Aug.	Sept.	Okt.	Nov.	Dez.
Kammgras					🟥	🟥	🟨	🟨	🟨			
Straußgras					🟨	🟥	🟥	🟥	🟨			
Honiggras					🟨	🟥	🟥	🟥	🟨			
Lieschgras					🟨	🟥	🟥	🟨	🟨			
Lolch/Weidelgras/Raygras					🟨	🟨	🟥	🟨	🟨			
Schwingel					🟥	🟥	🟥	🟥	🟨			
Segge				🟨	🟥	🟥	🟥	🟥	🟨			
Knäuelgras					🟥	🟥		🟥	🟨			
Wiesenrispengras					🟥	🟥	🟥	🟥	🟨			
Ruchgras				🟨	🟥	🟥	🟥	🟥	🟨			
Trespe					🟥	🟥	🟥	🟥	🟨			
Rohr-Glanzgras					🟥	🟥	🟥	🟥	🟨			
Sauergräser				🟨	🟥	🟥	🟥	🟥	🟨			
Binsengewächse					🟥	🟥	🟥	🟥	🟨			

Schimmelpilze	Jan.	Feb.	März	April	Mai	Juni	Juli	Aug.	Sept.	Okt.	Nov.	Dez.
Alternaria ssp.							🟥	🟥	🟥			
Aspergillus ssp.	🟥	🟥	🟥						🟥	🟥	🟥	🟥
Cladosporium ssp.							🟥	🟥	🟥			
Penicillinium ssp.	🟨	🟨	🟨	🟨	🟨	🟨	🟨	🟨	🟨	🟨	🟨	🟨

Schimmelpilze

Schimmelpilze bestehen aus einem Geflecht mikroskopisch kleiner Fäden und bilden zur Vermehrung Sporen aus. Ähnlich dem Pollenflug bei Pflanzen gibt es bei den Pilzen den Sporenflug. Die Sporen sowie Bruchstücke des Pilzgeflechtes gelangen über die Luft in unsere Atemwege. Dort setzen sie Substanzen frei, die beim Allergie-Patienten eine heftige allergische Reaktion auslösen können. Vor allem die Sporen der Pilzgattungen Alternaria, Aspergillus, Cladosporium, und Penicillium sind als Allergieauslöser bekannt.

Kreuzallergien

Bestimmte Pollenallergien stehen in Zusammenhang mit Lebensmittelallergien. Es handelt sich hier um eine Kreuzreaktion. Ursache sind Substanzen, die in bestimmten Lebensmitteln enthalten sind und die eine Verwandtschaft mit den Allergieauslösern von Pollen aufweisen.

Bei den Pollen des Haselnussstrauches und den Haselnüssen ist die Verwandtschaftsbeziehung offensichtlich. Weniger bekannt sind folgende Kreuzallergien:

Pollen	Nahrungsmittel		
Baumpollen (z.B. Birke, Hasel)	Apfel Birne Zwetschge Kirsche Pfirsich	Mandel Walnuss Haselnuss Kiwi	Litchi Avocado Sellerie Gewürze
Kräuterpollen (z.B. Beifuss)	Sellerie Chilipfeffer Paprika Tomaten Karotten	Artischocke Estragon Kamille Wermut Löwenzahn	Pfeffer Ingwer Zimt Melone Gurke
Gräser- und Getreidepollen	Soja Erbse	Erdnuss	Getreide-Mehle

Testliste
von Alvina M. Kreipl

Getränke				
	Wasser	Mineralwasser mit Kohlensäure	Mineralwasser ohne Kohlensäure	Leitungswasser
	Tees	Kräutertees Anistee Brennesseltee Fencheltee Kamillentee Pfefferminztee Lindenblütentee Holunderblütentee Maishaartee Melissentee Rotbuschtee Kombucha	Früchtetees Malventee Hagebuttentee Hibiskustee Zitronentee **Gewürztees** Yogi Tee	Teeinhaltige Tees Schwarzer Tee Grüner Tee Matetee Bancha Tee Indischer Chai
	Alkoholische Getränke	Biere Weißbier dunkles Bier Roggenbier Starkbier	Weine Rotwein Weißwein Rosewein Apfelwein Glühwein Federweißer	**Sonstige Spirituosen** Sekt Sherry Whisky Campari Schnaps Wermut Cognac Likör Rum Weinbrand
	Säfte	Apfelsaft klar Apfelsaft trüb Orangensaft frisch gepresst Orangensaft Birnensaft	Traubensaft Johannisbeersaft	Holundersaft
	Kaffee / Kakao	Bohnenkaffee Cappuccino Milchkaffee Espresso Filterkaffee	Coffeinfreier Kaffee Getreidekaffee Malzkaffee	Kakao

	Softdrinks	Zitronenlimo Orangenlimo Ginger Ale	Karamalz Bitterlemon Red Bull	Cola Cola light Kindercola
Milch- produkte	**Milch**	Bauernmilch gekocht Bauernmilch roh Ziegenmilch Dickmilch	Dosenmilch pasteurisierte Milch H-Milch Magermilchpulver	Vollmilch fettarme Milch Magermilch Buttermilch Molke
	Joghurt / Quark	Bifidus Vollmilch-Joghurt fettarmer Joghurt	Magerjoghurt Fruchtjoghurt Sahnequark Quark halbfett	Magerquark Kefir Kräuterquark
	Sahne / Rahm	süße Sahne	Sauerrahm Sprühsahne	Schmand Creme fraiche
	Butter	Butterschmalz	Sauerrahmbutter	Halbfettbutter
	Käse	Hartkäse Appenzeller Emmentaler Gouda Edamer Harzer-Käse Leerdammer Magerkäse Schafskäse Ziegenkäse Tilsitter Parmesan Butterkäse Gorgonzola Greyerzer Raklettkäse	Weichkäse Camembert Limburger Schimmelkäse Roquefort Schmelzkäse Scheibletten Schmelzkäseecken	Frischkäse Frischkäse mit Joghurt Doppelrahmstufe Halbfettstufe Hüttenkäse Sonstige Sorten Mozzarella Mascarpone
Getreide	**Getreide- und Samenarten**	Buchweizen Dinkel Hafer Mais Popkorn	Gerste Grünkern Roggen Weizen Weizengrieß	Hartweizen Hirse Kleie

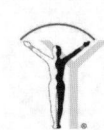

	Reis	Naturreis weißer Reis	polierter Reis Paraboiled Reis	Wildreis
	Nudeln	Hartweizennudeln Eiernudeln	Vollkornnudeln	Grüne Nudeln
	Sonstiges	Backpulver	Weinstein- backpulver	
Hülsen- früchte	Grüne Bohnen Weiße Bohnen Bunte Bohnen	Sojabohnen Weiße Linsen	Rote Linsen Grüne Erbsen	Gelbe Erbsen Kichererbsen
Gemüse	Artischocken Auberginen Avocado Bambussprossen Blaukraut Knoblauch Kohlrabi Kürbis Lauch Paprika gelb Paprika rot Paprika grün	Radieschen Rosenkohl Topinambur Blumenkohl Broccoli Sellerie Pilze Champignons Fenchel Rettich weiß Rettich schwarz Meerrettich	Rettich rot Rote Bete Weißkraut Sauerkraut Schwarzwurzeln Spargel Spinat Frühlingszwiebel weiße Zwiebel rote Zwiebel goldene Zwiebel	Karotten Kartoffeln Gurken Essiggurken Tomaten Wirsing Zucchini Esskastanie Gemüsesprossen Mangold Oliven
Salat	Endivien Eissalat	Kopfsalat Radicchio	Chicoree Rucola	Chinakohl Feldsalat
Obst	Ananas Apfel sauer Apfel süß Aprikosen Bananen Birnen Brombeeren Datteln Erdbeeren Feigen Grapefruit	Granatapfel Heidelbeeren Himbeeren Honigmelone Wassermelone Johannisbeere rot Johannisbeere schwarz Johannisbeere weiß Kirschen Kapstachelbeeren Schwarzkirschen	Sauerkirschen Kiwi Litchi Mandarine Mango Mirabellen Maracuja Nektarinen Orangen Quitte Papaya	Pfirsich Pflaumen Preiselbeeren Rhabarber Rosinen Stachelbeeren Trauben rot Trauben weiß Zitrone Zwetschge

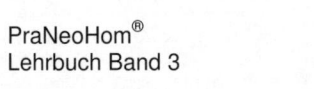

Fleisch	Fleisch allgemein	Rind Kalb Schwein Hase Hirsch Ziege	Kaninchen Lamm Schaf Wildschwein Reh Speck	Innereien Tatar Hackfleisch Zunge
	Wurstwaren	Bierschinken Blutwurst Cervelat Corned Beef Leberkäse Wiener Salami	Schinken roh Wollwurst Depreziner Schinken gekocht Schinken geräuchert Lachsschinken Leberwurst	Lyoner Mettwurst Streichwurst Mortadella Pfälzer Weißwurst
Geflügel	Ente Fasan Gans	Huhn Pute	Truthahn Rebhuhn	Wachteln Strauß
Fisch	Salzwasserfische	Bückling Flunder Goldbrasse Goldbutt Garnelen Hai Heilbutt Hering Hummer Kabeljau	Makrele Rotbarsch Rotzunge Sardine Scholle Schellfisch Steinbeißer Seehecht Seelachs	Seeteufel Seezunge Steinbutt Thunfisch Schellfisch Tintenfisch Krabben Krebse Muscheln
	Süßwasserfische	Aal Äsche Forelle Karpfen	Kaviar Lachs Hecht Maräne	Zander Barsch Saibling Schleie
Eier	Eiweiß	Eigelb	Mayonnaise	Tiramisu
Öle und Fette	Pflanzenmargarine Distelöl Erdnussöl Kürbiskernöl	Maiskeimöl Walnussöl Olivenöl	Palmöl Rapsöl Sesamöl Sojaöl	Sonnenblumenöl Traubenkernöl Weizenkeimöl

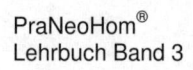

Essig	Apfelessig Weinessig	Balsamico Reisessig	Obstessig	Rotweinessig
Würzmittel	Gewürze	Anis Basilikum Bohnenkraut Curry Dill Ingwer Koriander Kümmel Liebstöckel Lorbeer Majoran Minze	Muskat Nelken Oregano Paprika scharf Paprika süß Petersilie Pfeffer schwarz Pfeffer weiß Pfeffer rot Rosmarin Salbei	Safran Schnittlauch Senf scharf Senf mittelscharf Senf süß Tausendgüldenkraut Thymian Vanille Wacholder Zimt
	Salz	Kochsalz Kochsalz mit Jod	Meersalz Meersalz mit Fluor	Steinsalz Kristallsalz Kräutersalz
Süßungsmittel	Weißer Rohrzucker Brauner Rohrzucker	Kandiszucker Cylclamat	Saccharin Fruchtzucker	Süßstoff Honig
Süßigkeiten	Bonbon Gummibären Kakao Kaugummi mit Zucker Kaugummi ohne Zucker Schokolade	Weiße Schokolade Geleefrüchte gefüllte Pralinen Kandierte Früchte	Lakritz Kandierte Mandeln Marshmallow Reiswaffel	Rumkugeln Negerküsse Zuckerwatte
Nüsse und Samen	Cashewnüsse Erdnüsse Haselnüsse Mandeln Paranüsse Pinienkerne Pistazien Walnüsse	Leinsamen Mohn Sesam Kürbiskerne Sonnenblumenkerne	Süßigkeiten mit Nüssen Erdnussbutter Marzipan Nougat Nutella Tahini	Kokosnuss Kokosnussraspel Kokosnussmilch Kokosnussfett

Nahrungs-mittelzu-satzstoffe	Benzoate (E210, 211,212) Butylhydrosyanisol (E320) Butylhydroxytoluol (E321) Dinatriumorthophos (E339b) Gallate (E310, 311, 312) Geotrichum candidum Gummi-Arabicum K/Na/Ca-Glutamat Kaliumsorbat (E202) Lecithin (Dotter) (E322D) Lecithin (Soja) (E322S) Mix Braun (E104, 124, 127) Mix Orange (E110, 122) Mix Schwarz (E133, 151) Monokaliumorthophos. (E340a) Na/K-Disulfit (E223, 224) Na/K-Nitrat (E251, 252)	Na/K-Nitrit (E249, 250) Natrium-Fluorid Natriumdiphosph. (E450) Natriumpolyphosph. (E450c) Natriumsulfid (E221) naturid. Aromastoffe Orthophosphorsäure (E338) Parabene (E214, 216, 218) Salicylsäure Schwefeldioxid (E220) Sorbinsäure (E200) Tartrazin (E102) Tetrakaliumphosph. (E450a) Tricalciumorthophos. (E341c) Trikaliumorthophos. (E340c) Weinsäure Zitronensäure

Speisenzusammensetzungen

Reinigungsmittel

Teppichreiniger, Ungeziefersprays, Schuhsprays, Metallreiniger, Lederspray, Autopolitur, Entkalker, Lacke, Kleber, Filzstifte, Fleckenentferner

Spülmittel Klarspüler, Spülmaschinensalz

Waschmittel Weichspüler, Fleckensalz

Kosmetika

Cremes, Shampoos, Conditioner, Haarsprays, Bodylotion, Zahnpasta, Duschgel, Seife, Haarfärbemittel, Lidschatten, Wimperntusche, Make-up, etc.

Tiere

Hund, Katze, Pferd, Meerschweinchen, Hamster (jeweils Haare und/oder Speichel)
Vögel (Vogelfedern, Daunen), Schafe (Schafwolle)

Düfte / Aromaöle

Wohnung

Möbel, Bodenbeläge, Teppiche, Sofa, Gardinen, Stoffe, Lasuren, Wachse, Wandfarbe

Zimmerpflanzen

Ficus, Jucca-Palme, Hibiskus, Farn, Azalee, Efeu, Kakteen, Weihnachtsstern, Neoregelie, Bogenhanf, Lanzenrosette, Zierananas, Zierpfeffer, Zwergbanane, Orchidee, Kokospalme, Marante

Textilien

Stoffe, (Baumwolle, Seide, Wolle, Nylon, etc.) Farben, Kombinationen, Chemische Reinigung, Imprägniermittel, „Knitterfrei"...

Alltagsgifte

Aflatoxin, Amalgam, Asbest, Benzol, Brom, Carbendazim, Chlor, DDT, Dichlorfluanid, Dioxin, Formaldehyd, Furane, Glykole, Jod, Isocyanate, Kohlenmonoxid, Lindan, Latex, Osmium, Ozon, Pestizide, PCB, PCB-Mix Polychlorierte Biphenyle, PCP Pentachlorphenol, Pyrethroide, PVC Polyvinylchloridacetat, Propylalkohol, Radon, TBZ Tributylzinnoxid, Trichlorethylen, Toluol, Wismut, Wolfram, Xylol, Zirkonium

Metalle

Aluminium, Arsen, Beryllium, Blei, Bor, Cadmium, Cäsium, Chrom, Eisen, Gallium, Gold, Indium, Iridium, Kobalt, Kupfer, Magnesium, Mangan, Molybdän, Natrium, Nickel, Osmium, Palladium, Platin, Quecksilber, Rubidium, Selen, Silber, Tantal, Titan, Thallium, Vanadium, Zinn, Zink

Dentalmaterialien

Acrylat, Autoacrylat, Vinylpolymerisat, Zahngold, Kupferamalgam, Silberamalgam, Chrom-Kobalt-Legierung, Palladium-Silber-Legierung, Zinkoxid, Phosphat-Zement, Carboxylat-Zement

Impfungen

Pocken, Polio, Tetanus, Diphtherie, Keuchhusten, Röteln, Mumps, Masern, Hepatitis, Grippe, FSME, Gelbfieber, Cholera, Typhus, Tollwut

Medikamente

Abführmittel, Antibiotikum, Schlafmittel, Beruhigungsmittel, Narkosemittel, Schmerzmittel, D-Fluoretten, Cortison, Anti-Depressiva, Kontrastmittel, Anti-Baby-Pille, Jodtabletten, Aspirin, Thyroxin, Hormone

"Mykosen sind eine Aufforderung zu untersuchen
wo unsere Lebensweise oder Lebensumstände
auf das innere Milieu belastend wirken."

II. Mykosen

Einführung

Mykosen sind durch pathogene (krankmachende) Pilze ausgelöste Pilzerkrankungen. Pilze sind Organismen, die Eigenschaften von Pflanzen und auch von Tieren haben. Wie Pflanzen haben sie eine Zellwand, und zellsaftgefüllte Vakuolen und sind weitgehend unbeweglich. Gemeinsam mit den Tieren haben sie die Energieversorgung durch Oxidation organischer Substanzen.

Sie sind sehr anspruchslos und können in einem Milieu von pH 3 (sauer) bis pH 9 (basisch) und bei Temperaturen von -60°C bis 200°C leben. Sie sind erstaunliche Lebewesen; das Größte auf der Erde, ein Waldpilz, der in Kanada 600 Quadratkilometer Fläche bedeckt und auch das Älteste, Halofila, ein Pilz, der rund 200.000 Jahre alt ist und in einem Salzwerk in 150 m Tiefe lebt. Es gibt so gut wie keinen Lebensraum, der nicht von Pilzen besiedelt ist. Deshalb ist es wichtig, sie näher kennen zu lernen.

Überall wo es warm, feucht und dunkel ist, können sie gut existieren und sich fortpflanzen. Pilze sind in der Lage sowohl von z.B. Wandfarbe zu leben als auch von Kerosin, was ein Problem für die Sicherheit von Flugzeugen sein kann. Sie überleben sogar in Extremsituationen, in denen andere Lebewesen nicht existieren können. Pilzsporen, die „Samen" von Pilzen wurden auf Meteoriten gefunden; D.h. Kälte, Vakuum und auch lange Zeiträume sind für sie kein Problem.

Neben pathogenen Pilzen befinden sich auch zahlreiche gute oder zumindest harmlose Pilze in unserem Körper, besonders auf den Schleimhäuten (Darm, Scheide etc.), die nützlich und hilfreich sind.

Die Schulmedizin ist der Meinung, dass Pilze von außen den Körper befallen, mit anderen Worten, dass wir uns anstecken: im Schwimmbad, beim Geschlechtsverkehr, über die Nahrung, über die Atmung etc. Daher werden Antimykotika verschrieben, die die Pilze abtöten sollen. Leider sterben dabei auch viele gute Pilze ab, sodass sich das Milieu von unserem Darm, Haut oder Scheide entsprechend verschiebt und uns noch anfälliger für einen Befall macht. Wir sprechen hier von dem Monomorphismus oder der Meinung, dass die Pilze immer in einer bestimmten Form, eben der Pilzform, vorkommen.

Die Endobionten

Die Bakteriologen Günter Enderlein (Deutschland) und Bruno Haefeli (Schweiz) haben den Begriff des Pleomorphismus (Vielgestaltigkeit) geprägt.
Demzufolge dringen Pilze nicht nur von außen in uns ein, sondern leben in Symbiose mit uns. Die Urform der Pilze, der Endobiont, ist in unserem Blut in der Membran des Erythrozyten (rotes Blutkörperchen) vorhanden und reguliert den pH Wert und hat sowohl eine Abwehr- als auch Schutzfunktion. Diese gesunde Kleinstform des Schimmelpilzes ist der Hüter unserer Gesundheit.

Andere Namen für Endobiont sind: Somatiden (Naessens), Ursymbiont, Chondrit, Protit (Enderlein) oder Bione (Reich).

Diese Urform der Pilze kann zu Pilzwucherformen entarten.
Dabei durchwandern sie verschiedene Stadien: von spermienähnlichen Gebilden zur Urzellform weiter zu Bakterien, Viren und schließlich zu Pilzen.

Im Blut finden wir abhängig vom Milieu all diese verschiedenen Stadien.
Somit wird auch verständlich, warum ein Abtöten der Pilze nicht möglich ist. Wenn sie angegriffen werden, wandeln sie nur ihre Erscheinungsform.

Wir können:

- Sie in ihre Kleinstform verschieben, indem wir das Milieu sanieren

- Durch Umschreiben der Pilze dem System die Information geben, die Pilze in Schach zu halten

- Durch Zugabe von Chondriten (Sanumpräparaten) diese Ausdrucksform fördern.

Die Mykosen sind die Recyclingmaschine für menschliche und tierische Körper. Sobald der Körper stirbt, entwickelt sich aus den Endobionten die Pilzform, die dann den Körper „auffrisst" und dadurch entsorgt. Hier sehen wir wieder einmal wie genial die Natur arbeitet. Stelle dir vor, wenn dein Auto nicht mehr funktionsfähig ist, würden aus dem Auto Pilze schießen und das Auto in Kompost verwandeln. Das wäre doch ideal? Es geht also nicht darum Pilze als „Böse" zu bewerten, sondern mit ihnen zu leben und ihre Botschaft zu erkennen. Wenn also ein Pilz an irgendeiner Körperstelle auftritt, dann zeigt er, dass irgendetwas nicht stimmt. Und statt eine antimykotische Salbe darauf zu schmieren, ist es sinnvoll, zu den Wurzeln zu gehen. In der PraNeoHom wird nicht nur der Pilz behandelt, sondern auch das Milieu saniert, dazu gehört auch die Lebensweise. Beispiel: Scheidenpilz, Beziehungsproblem lösen.

Vorkommen

Pilze kommen fast überall vor, bevorzugt da wo es dunkel, feucht und warm ist. Hier einige Plätze, auf die man achten kann:

- Wände hinter Schränken bei schlecht isolierten Häuser
- Fugen im Badezimmer
- Blumentöpfe
- Komposteimer
- Lebensmittel

In unseren Lebensmitteln sind es manchmal harmlose Pilze, die zur Käseherstellung benützt werden oder auch schädliche, wie sie manchmal in Nüssen, Brot oder Marmelade vorkommen.

Was wir sehen, ist oft nur der Fruchtkörper, während der eigentliche Pilz, das Pilzgeflecht oder Myzel im Verborgenen bleibt. Wichtig: Die oberste Schicht der Marmelade abzunehmen schützt uns nicht davor den Pilz zu verzehren.

Und natürlich im menschlichen Körper in allen Organen, hier die häufigsten:

- Darm, Lunge
- Schleimhäute: Mund, Scheide
- Haut, Nägel

Blutpilze

Im Blut bewirken die Pilze einen Blutstau und eine Vergiftung durch die ausgeschütteten Toxine. Der Stau wird verursacht durch:

- Den mykotischen Abfall (Detritus)
- Den Raum, den die Pilze an sich einnehmen
- Die Pseudokristalle: Eiweißgebilde mit niederen Pilzkeimen, die beim Abbau der Pilze entstehen

Die Folgen der Toxine:

- Eine Überlastung des Entgiftungsmechanismus, wodurch sich das Milieu in den sauren Bereich verschiebt
- Um das wiederum aufzufangen, bilden die Erythrozyten Vakuolen, in denen sie die überschüssige Säure auffangen
- Die Membran der Erythrozyten wird durch die Säure starr
- Das saure Blut ist verdickt und hat eine hohe Viskosität

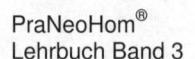

Enderlein ist der Meinung, dass Gefäßerkrankungen (Herzinfarkt, Apoplex, Lungenembolie, Thrombosen etc.) die Folgen sind. Dass diese mit Vakuolen besetzten Erythrozyten in einem von Pilzen durchwachsenem Blut nicht mehr in der Lage sind, locker durch die engen Kapillaren zu kommen, leuchtet eigentlich jedem ein.

Von einer Symbiose mit den Pilzen kommen wir in eine Pathosymbiose mit schädlichen Auswirkungen für den Organismus. Die sonst harmlosen exogenen Pilze können nun über die Luft, Wasser oder Nahrung in den Körper eindringen und so den Organismus noch mehr schwächen. Es kommt zu einer hektischen mykotischen Verfilzung die im elektronischen Mikroskop aussieht wie ein Kampf.

Und:

„wie außen so innen"

sind diese Menschen meistens im Streit: Wut und Ärger, ob ausgedrückt oder in ihrer unterdrückten Form, sind der Alltag.

Ursachen eines ungünstigen Milieus

Folgende Ursachen können abgefragt bzw. getestet werden:

Übersäuerung durch:

- Falsche Ernährung (Junkfood, Zucker)
- Zu wenig Flüssigkeit (lebendiges Wasser)
- Elektrosmog oder Erdstrahlen
- Medikamente (Antibiotika, Kortikoide, Sulfonamide, Antibabypille)
- Umweltgifte, Amalgam und Schwermetalle
- Narbenstörfelder
- Abgestorbenes und krankmachendes Gewebe:

    1. nach Infekt
    2. nach Operationen
    3. bei Krebs (Chemotherapie oder Strahlenbehandlung)
    4. Fastenkur (plötzliche Entgiftung)

- Und vor allem psychischer Stress durch:

    1. Überhöhte Arbeitsanforderungen
    2. Familienkonflikte
    3. Finanzielle Sorgen

Und vor allem das **Nicht-eingebettet-sein in das große Ganze.**

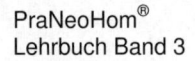

Verschiedene Pilztypen

Wir behandeln hier nur die für unsere Arbeit wichtigsten Arten:

1. Schimmelpilze

- Blutstauungspilze. Verantwortlich für Durchblutungsstörungen aller Art (Gehirnschlag, Herzinfarkt, Embolie, Thrombose, Lymphstau, Elephantiasis)
- Sie ernähren sich von Eiweiß, besonders von tierischem Eiweiß (Heißhunger auf Fleisch).
- Sie können auch bei der Auslösung allergischer Reaktionen beteiligt sein. Hausstaubmilben-Allergien haben indirekt damit zu tun, da Hautschuppen enzymatisch durch die Schimmelpilze verändert werden und damit die Nahrungsgrundlage des Pilzes bilden.

A. Mucoraceen - Mucor racemosus

- Trockene Hautekzeme, verhornender Charakter, Ulcus cruris
- Gastrointestinale Symptome
- Schmerzhafte Periode, Wechseljahrsbeschwerden
- Hämorrhoiden

B. Aspergillaceen – Aspergillus niger

- Nässende Hautekzeme
- HNO: Lunge, Nasenschleimhaut, Stirn- und Nebenhöhlen, Sinusitis, Bronchitis, Tuberkulose, Lungenentzündung
- Augen
- Gehörorgan, Menière (Schwindel), Hörschwierigkeiten, Innenhörschäden, Tinnitus
- Herz, Leber, Milz, ZNS (Zentrales Nervensystem)
- Arthrosen, Knochenerkrankungen mit Kalziumstoffwechselstörungen

Aspergillaceen scheiden Pilzgifte aus, die **Aflatoxine,** die das ZNS schädigen und karzinogen (krebsfördernd) wirken. 1960 starben in England 100 000 Puten, 20 000 Enten und Wachteln. Im Futter dieser Tiere wurden viele Aspergillus Arten gefunden. Häufig findet man sie auch im Kompost, Heu, Stroh und im Abfall (Material, dass sich selbst erwärmt).

Diese Pilzgifte sind nicht durch Kochen, Backen oder Gefrieren zu vernichten. Häufig sind Nüsse (Erdnüsse) und Schokolade davon belastet. Nach den Untersuchungen von Johann Bauer an der Technischen Universität München wurde in 9 Prozent aller bayrischen Milchprodukte Aflatoxin festgestellt.

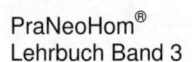

2. Hefepilze - Candida albicans

- Ernähren sich vom Zucker unseres Blutes. Dadurch kommt es zu Unterzucker und Heißhungeranfällen und Sucht nach Süßigkeiten
- Konzentrierte Kohlenhydrate (Zucker, weißes, denaturiertes Mehl) und gärungsfreudige Säfte (Alkohol, Bier, Obst) fördern ihr Wachstum
- Können Mitverursacher von Allergien sein
- Reizblase, Nierenbeschwerden
- Windeldermatitis bei Babys
- Prämenstruelles Syndrom, Sterilität
- Darm: Blähungen, aufgeblähter Bauch, Morbus Crohn
- Leben bevorzugt auf Schleimhäuten: Speiseröhre, Zungenbelag, Vaginalmykosen
- Kopfschmerzen, Migräne, Müdigkeit

Sie produzieren Gifte in Form von Säuren, Alkohole (Fuselalkohole) und Toxine, die die Leber schwer belasten. (Leberzirrhose bei Nicht-Alkoholiker)

Mykosenbilder

Zur Verfügung gestellt von Christina Baumann, Berlin, mit freundlicher Genehmigung von Mycohaem, Schweiz

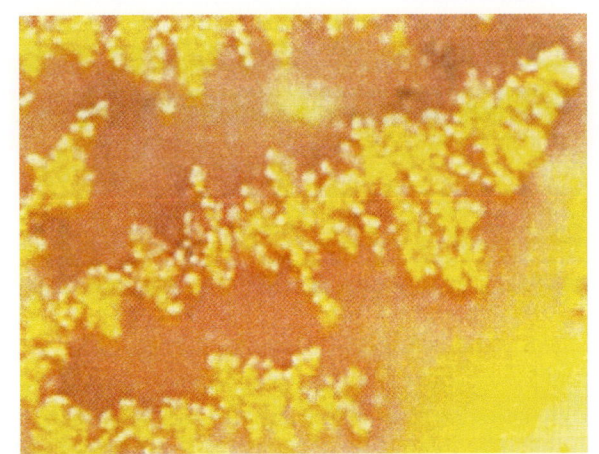

Penicillien
Quelle: mycohaem

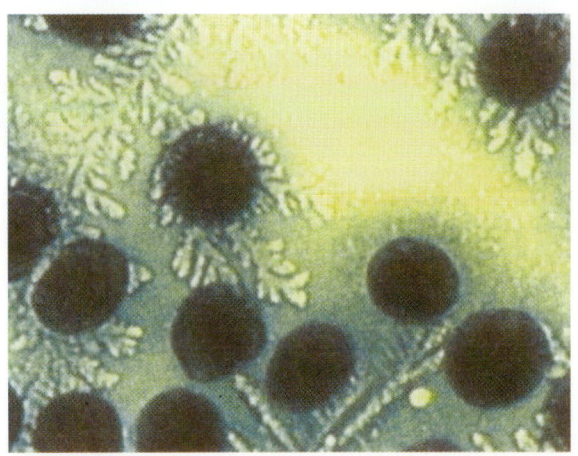

Aspergillus
Quelle: mycohaem

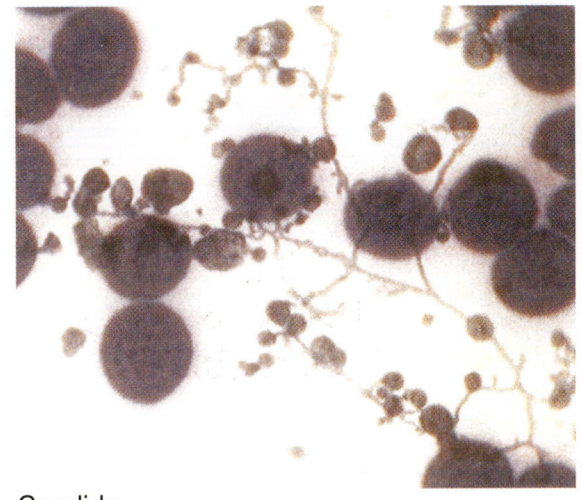

Candida
Quelle: mycohaem

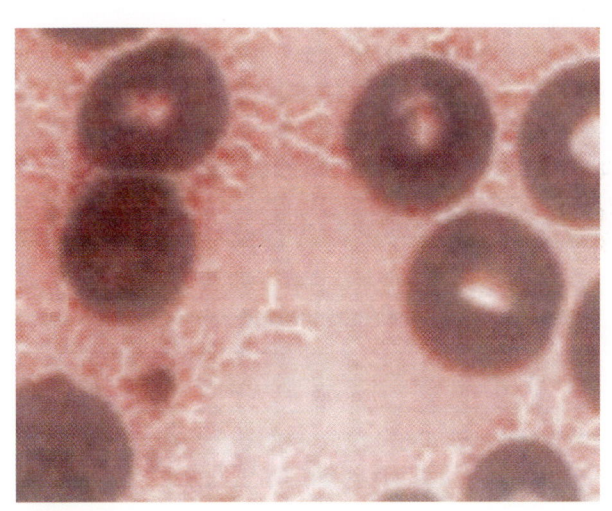

Mucor
Quelle: mycohaem

Testverfahren

Wir haben verschiedene Möglichkeiten die Pilze zu testen:

- Pilzkarten auf Resonanz testen: Dazu nimmt der Anwender die Pilzkarten, hält sie vor dem Mykosepunkt und macht einen Beziehungstest. Verbindet die Rute die Karte mit dem Proband, ist ein Pilzbefall vorhanden. Um herauszufinden welches Organ betroffen ist, wird dann der Beziehungstest zu den verschiedenen Organen gemacht.

- Der Proband kann auch eine Liste mit Pilznamen lesen während über der rechten Gehirnhemisphäre gestestet wird.

- Ein Blutstropfen, entnommen aus dem Finger des Patienten, kann mit dem Fokus auf Pilze getestet werden. Dann wird das Ganze in einen Briefumschlag oder unter eine Plastikfolie getan, das ausgetestete Umkehrzeichen drauf gemalt und diese Information auf Wasser geprägt.

- Stuhluntersuchungen sind oft nicht aufschlussreich.

- Dunkelfeldmikroskopie

- Blutstropfen einschicken an das Labor von Haefeli, Mycohaem, Alpenstrasse 16, CH-6300 Zug/Schweiz, www.mycohaem.ch

Ausleitungsverfahren

- Zunächst ist die Energie Balance vorzunehmen

- Maximal zwei bis drei Pilze, bei denen dieselbe Umkehrform testet, sind dann auf Wasser umzuschreiben, wie schon beschrieben.

- Sollten auch Schwermetalle testen, sollten diese immer zuerst ausgeleitet werden. Die Pilze haben die Eigenschaft, dass sie die Schwermetalle umhüllen, um uns davor zu schützen. Deshalb kann es auch vorkommen, dass sich die Schwermetalle erst nach der Mykoseausleitung zeigen.

Begleitende Maßnahmen

- Ernährung umstellen:

  1. Konzentrierte Kohlenhydrate (Zucker, weißes Mehl, Honig), Fleisch, Milchprodukte, Obst, Kaffee reduzieren oder ganz darauf verzichten.
  2. Dafür vermehrt Knoblauch, Meerrettich, Olivenöl, Zimt und Küchenkräuter verwenden. Kleinste Mengen ätherischer Öle aus unseren Küchenkräutern hemmen das Pilzwachstum.
  3. Viel lebendiges Wasser trinken.

- Den Schlafplatz auf geopathogene Störungen überprüfen lassen und gegebenenfalls entstören oder den Schlafplatz wechseln

- Antioxidantien schützen uns vor Vergiftungen jeder Art. Sie sind in der Lage, krankmachende, aggressive freie Radikale unschädlich zu machen. Wir finden sie vermehrt im Selen (Sesam, Kokosnuss, Fisch, Kohl, Pistazien, Sojabohnen und Sonnenblumenkernen). Weitere Quellen sind Vitamin E und C, Betakarotin (Pro-Vitamin A) und Anthocane (Rote Beete)

- Basen zuführen: Basica, Natron, Spirulina

- Unterstützung mit Sanum-Präparaten in Form von Isopathie (Nosoden aus Schimmelpilzen und Hefen) und Immuntherapie auf bakterieller Grundlage (Nosoden aus Bakterien stimulieren das Immunsystem)

- Keimkiller sind Teebaumöl und Grapefruitkernextrakt, Kolloidales Silber in Erwägung ziehen

- Eventuell Antibabypille absetzen

Ruhe und innere Harmonie

Testschema Mykosen

Mykosenpunkt testet negativ ab Vektor 5

↓

mit Karte **IIII** erneut testen

↙ 1. Möglichkeit ↓ 2. Möglichkeit ↘ 3. Möglichkeit

| Vektor **1 bis 2** | Vektor **3 bis 4** | Vektor **5 bis 8** |

↓ ↓ ↓

| Nicht behandeln, keine Zeichen malen | **IIII** malen | **IIII** malen |

(in diesem Fall wurden die nicht patogenen Darmpilze der natürlichen Darmflora getestet)

↓

Mykosekarten testen und Pilze mittels Wasserübertragung ausleiten

PraNeoHom®
Lehrbuch Band 3

„Die Zähne sind im Bewusstsein der meisten Menschen
vom Körper bzw. dem Organzusammenhängen
gedanklich weitestgehend getrennt"

Antonie Peppler

III. Zahnmeridian

Einführung

Der Zahnmeridian ermöglicht es, auf schnelle Weise, einen Überblick zu bekommen über eventuelle Zahnstörfelder. Um zu einem genaueren Ergebnis zu kommen, ist es allerdings ratsam, dass die zu testende Person mit dem Finger der linken Hand den Zahn direkt berührt.

Zahnanordnung:

Rechts	Links
18 17 16 15 14 13 12 11	21 22 23 24 25 26 27 28
48 47 46 45 44 43 42 41	31 32 33 34 35 36 37 38

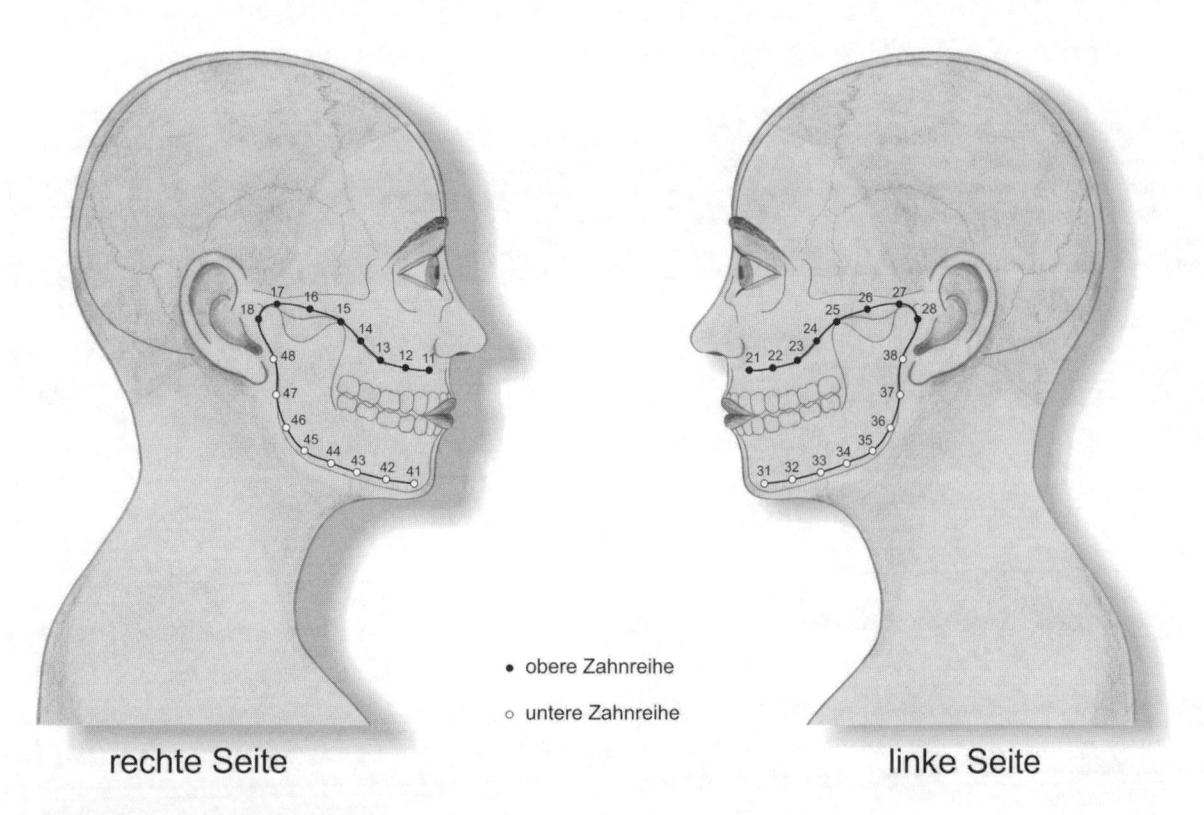

- obere Zahnreihe
- untere Zahnreihe

rechte Seite   linke Seite

Zahnstörfelder

Was kann ein Zahnstörfeld verursachen, was kann ich austesten?

- Energetisch durch den Meridian verursacht
- Narben nach Zahnextraktionen
- Abszesse/Zysten
- Das Material ist unverträglich:

  1. Brücke
  2. Krone
  3. Inlay
  4. Füllmaterial

Verschiedene Metalle gleichzeitig im Mund verursachen einen messbaren Strom.

- Zahnfleisch:

  1. Entzündung
  2. Paradontose

- Karies:

  1. Eiterherd
  2. Zahnwurzel

- Tote wurzelbehandelte Zähne (Resektion)

  1. Warnschmerz ist weg
  2. Leichengifte (Thioäther) kann ausgeschieden werden

- Kieferknochen enthält Restamalgam. Muss operativ entfernt werden. Zahnärzte sagen, es sei sehr schwierig.

Zahnmaterialien zum Austesten

- Betäubungsmittel
- Amalgam: Kupferamalgam oder Silberamalgam
- Goldlegierungen: Minderwertige Goldlegierungen enthalten Palladium oder Beryllium. Manchmal sind noch die Amalgamfüllungen unter Goldkronen versteckt.
- Porzellan, Farben
- Zement: Phosphat- oder Carboxylatzement
- Kleber

- Kunststoffe: Vinylpolymerisat, Acrylat oder Autoacrylat
- Bioplast, am natürlichsten, ähnelt dem menschlichen Eiweiß
- Legierungen: Chrim-Kobalt-Legierung, Zinnoxid oder Palladium-Silber-Legierung.

Kein Zahnersatz ohne vorherige Testung

Es ist viel leichter vorher zu handeln als danach

Amalgamentfernung aus den Zähnen

Folgendes sollte unbedingt beachtet werden:

1. Vor der Entnahme das Amalgam im Bindegewebe mindestens einen Monat lang ausleiten. Dazu empfehle ich Chlorella Algen, die das Amalgam aufsaugen, Bärlauchtinktur zur Blutreinigung und ein stärkendes Mittel für die Leber und die Niere, da das Amalgam diese Organe passiert, um den Körper zu verlassen.

2. Mit dem Zahnarzt besprechen, was für ein Material in den Mund kommt. Zu bevorzugen ist ein Provisorium aus Zement, welches mindestens ein Jahr drin bleiben kann. Prinzipiell alle Materialien, die in den Mund sollen, vorher austesten. Auch hier gibt es verschiedene Zemente zur Auswahl.

3. Vor und nach dem Zahnarzttermin homöopathisch Arnica C30 oder C200 Globuli einnehmen. Sie helfen dem Körper bei der Wundheilung.

4. Immer nur die Füllung von ein bis zwei Zähnen oder von höchstens einem Quadranten auf einmal entfernen. Bei Allergikern oder kranken Menschen ist es ratsam zunächst mit einem Zahn anzufangen und dann die Reaktion des Körpers abzuwarten.

5. Niedertourig bohren, ordentlich absaugen. Um das zu erreichen, kann man dem Zahnarzt sagen, dass man ein Amalgamstück aufbewahren will für eventuelle spätere Testungen. Das zwingt ihn zum niedertourigen Bohren ohne sich bevormundet zu fühlen. Das ist übrigens ein Tipp von meinem ersten Zahnarzt Schüler.

6. Der Kofferdam ist ein Gummi, dass über den Zahn befestigt wird und so das Verteilen des Amalgams in die Mundhöhle verhindert. Es lässt sich nicht immer verwenden, sollte aber angestrebt werden. Trotzdem muss soviel wie möglich abgesaugt werden, um die beim Rausbohren entstehenden Quecksilberdämpfe nicht einzuatmen. Der Kofferdam wird kontrovers diskutiert. Gegner sind der Meinung, dass sich dadurch vermehrt Quecksilberdämpfe bilden, die dann eingeatmet werden.

7. Und unbedingt nach der Entnahme

Ausleiten!!!

Viele Menschen wissen nicht, dass Amalgam so lange im Körper bleibt, bis es aktiv ausgeleitet wird.

8. Weiter Chlorella Algen, Bärlauchtinktur und ein stärkendes Mittel für die Leber und die Niere nehmen. Dosis eventuell erhöhen. Viel Wasser trinken. Laut Dr. Klinghardt ist es dabei wichtig, Fleisch zu essen. Vegetarier bekommen dabei häufig Heißhunger nach Fleisch. Daher ist es gut zu wissen, dass der Körper danach verlangt. Vielleicht ist es ja auch für Vegetarier möglich mal eine Ausnahme zu machen.

9. Nach der PraNeoHom umschreiben: Amalgam und Quecksilber auf einen Zettel schreiben mit dem ausgetesteten Umkehrzeichen (Sinus, Strich-Sinus oder Zwei-Strich-Sinus). Diese Information auf Wasser übertragen und trinken.

10. Wenn der Toxinpunkt nicht mehr testet und die Information „Amalgam und Quecksilber„ mit Vektor 1 testet, kann begonnen werden das Amalgam aus dem Nervensystem (intrazellular) durch Gabe von Koriander zu entfernen.

Weitere Ausleitungsmittel sind:

Zink, Selen und Okoubaka

Homöopathisch Silberamalgam oder Mercurius solubilis ab einer C30 Potenz

DMPS oder DMSA

Verschiedene Testverfahren

1. Um festzustellen ob **Schwermetalle sprich Amalgam aus den Zahnfüllungen** in den Körper kommt, gibt es folgende Tests:

- **Speicheltest oder Kaugummitest:** Dafür wird ein zuckerfreier Kaugummi nüchtern 10 Minuten lang gekaut und dieser Kaugummi zur Untersuchung eingeschickt. Hiermit kann eine Belastung durch Quecksilber, Palladium, Nickel, Amalgam etc. festgestellt werden.

2. Um **Schwermetalle im Körper** nachzuweisen gibt es folgende Testmöglichkeiten, die auch gleichzeitig Ausleitungsverfahren sind:

- **DMPS - Test:** Dimercaptopropansulfonat
  Dieser Test muss vom Arzt vorgenommen werden, die Substanz wird gespritzt. Es werden Quecksilber und 15 andere Metalle mobilisiert die nach 20 Min. im Urin und Stuhl nachweisbar sind. Er kann bei einer Ausleitung alle 6 bis 24 Wochen wiederholt werden. Der Nachteil ist, dass wichtige Mineralstoffe (unter anderen Zink und Kupfer) und Enzyme mitausgeschieden werden. Es kann zu einer Elektrolytentgleisung kommen. Daher müssen sie unbedingt ersetzt werden. Auch kann eine allergische Reaktion auftreten. Er darf nicht vorgenommen werden, wenn die Person noch Amalgam im Mund hat.

- **DMSA – Test:** Dimercapto Succinic Acid
  Dieser Test wird oral vorgenommen. Es werden Quecksilber, Blei und Cadmium ausgeschieden. Der dritte Stuhl nach Einnahme wird dann untersucht. Der Test kann alle ein bis vier Wochen wiederholt werden. Kontraindiziert ist er bei MS Patienten. Bei vielen Patienten ist er auch magenunverträglich.

3. Um **Gifte in Wohnräumen** festzustellen, gibt es folgende Möglichkeiten:

- **Buttertest:** Dadurch können fettlösliche Gifte z.B. aus chemischer Reinigung oder Abgase getestet werden. Dafür wird ein Stück Butter halbiert. Die eine Hälfte acht Tage offen stehen lassen. Die andere Hälfte luftdicht verpackt aufbewahrt. Beide Proben werden eingeschickt.

- **Hausstaubuntersuchung:** Uralte Lösungsmittel und Metalle können im Staub festgestellt werden. Dafür muss der Staub gekehrt (kein Staubsaugerbeutel) und eingeschickt werden.

- **Kohlesammler:** Aktivkohle-Prüfröhrchen acht Tage auf den Boden stellen. Flüchtige Substanzen, wie Lösungsmittel und Formaldehyd können auf diese Weise festgestellt werden.

Bedeutung der Zähne
von Antonie Peppler

„**1 Elterliche Prägung**
2 Unterstützung
3 Vitalität
4 Rollenspiele in der Familie
5 Lebensmotivation
6 Position in der Gemeinschaft
7 Genuss oder Leidensfähigkeit
8 Individuelle Freiheit

1.1. Vater
1.2. Schutz, Unterstützung vom Vater oder an den Vater (Persönlichkeitsstärke)
1.3. Vitalkraft, wie zeige ich meine Kraft?
1.4. Stabilität zwischen Vater und Mutter(Kommunikation und Rollenspiel)
1.5. Lebensmotivation, Lebensaufgabe im rationalen Sinn
1.6. Position innerhalb der Gemeinschaft, rational
1.7. Genuss und Individualität oder rationale Anpassung
1.8. Pränatale Vaterprägung

2.1. Mutter
2.2. Schutz, Unterstützung von Mutter oder an die Mutter (Persönlichkeitsstärke)
2.3. Vitalkraft, wie zeige ich meine emotionale Kraft?
2.4. Stabilität zwischen Mutter und Vater (Kommunikation und Rollenspiel)
2.5. Lebensaufgabe, Lebensmotivation, emotionale Durchsetzung
2.6. Position und Austausch innerhalb der Gemeinschaft, emotional
2.7. Genuss und Individualität oder emotionale Anpassung
2.8. Pränatale Mutterprägung

3.1. Partnerschaftsfähigkeit, weibliche Rolle
3.2. Stabilität oder Unterwürfigkeit innerhalb der Partnerschaft
3.3. Veränderungswillig- und –fähigkeit im emotionalen Sinne (Dynamik)
3.4. Umsetzung und Finden der Lebensaufgabe bezüglich der Kinder
3.5. Geprägtes Verhalten Vorbild durch die Mutter
3.6. Umsetzung emotionaler Lebensfreude (Mutter)
3.7. Emotionale Kommunikationsfähigkeit
3.8. Emotionale Freiheit (Umsetzung)

4.1. Partnerschaftsfähigkeit, männliche Rolle
4.2. Stabilität oder Unterwürfigkeit in der Partnerschaft
4.3. Veränderungswillig- und –fähigkeit im rationalen Sinne (Dynamik)
4.4. Umsetzung und Finden der Lebensaufgabe im Beruflichen
4.5. Geprägtes Verhalten Vorbild durch den Vater
4.6. Umsetzung rationaler Lebensfreude (Vater)
4.7. Rationale Kommunikationsfähigkeit
4.8. Rationale Freiheit (Umsetzung)"*

*Quellenverzeichnis 9, Comed, Antonie Peppler

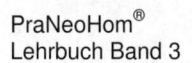

Quelle: Dr. Gleditsch

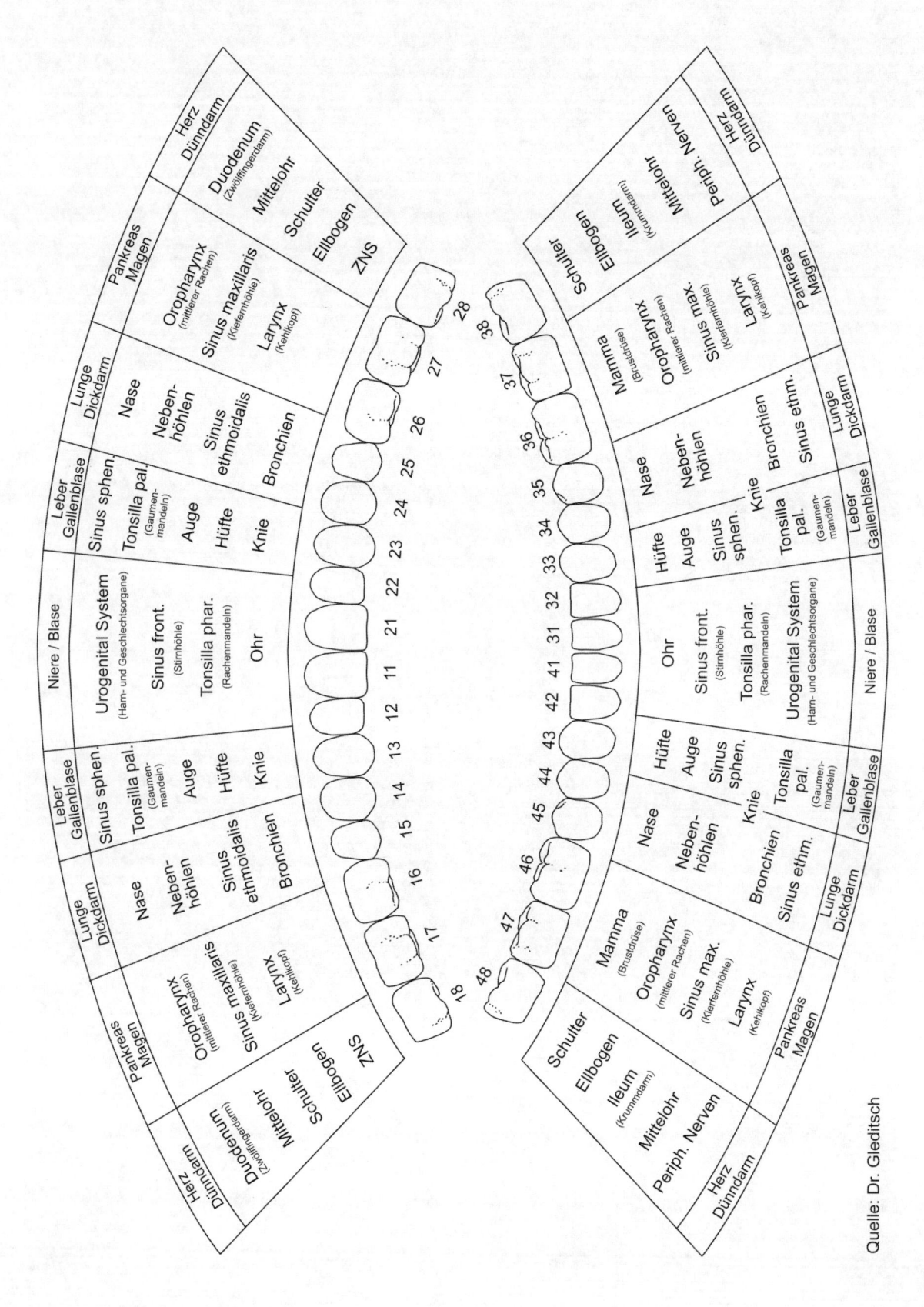

PraNeoHom® Lehrbuch Band 3

„Kühner als das Unbekannte zu erforschen
kann es sein, das Bekannte zu bezweifeln"

H. Jaspers

IV. Amalgam und andere Schwermetalle

Einführung

Schwermetallbelastungen können schon über lange Zeit bestehen, ohne dass die Menschen diese bewusst wahrnehmen Es sind sogar Übertragungen der Schwermetallbelastungen von der schwangeren Mutter auf das Baby möglich. Auch Belastungen durch Amalgam, das schon vor langer Zeit entfernt wurde, können gelegentlich festgestellt werden. Diese Schwermetallbelastungen können mit Hilfe einer Umschreibung ausgeleitet werden.

Schwermetalle setzen sich, wie man heute weiß, bevorzugt an den Nervenenden fest. Somit kann es auch zu größeren Belastungen des Nervensystems kommen, die individuell unterschiedlich ist. Oft ist der Körper nicht in der Lage, die Schwermetalle von sich aus auszuscheiden. Daher ist es meistens notwendig, Präparate zur Unterstützung der Ausleitung einzunehmen. Verschiedene Algenpräparate haben sich dabei besonders bewährt; eventuell in Kombination mit entsprechenden Kräuteressenzen.

Die Ausleitungen und Umschreibungen bringen dem Patienten in der Regel große Erleichterungen; auch jahrelange Beschwerden konnten teilweise zum Verschwinden gebracht werden. Gute Erfahrungen sind mit der Schwermetallausleitung nach Dr. Klinghardt gemacht worden (Deutscher Arzt, der in den USA lebt und hauptsächlich in der Kinesiologie bekannt ist) Hauptmittel bei dieser Ausleitung ist die **Chlorella-Alge**.

Die **Chlorella-Alge** hat reinigende Eigenschaften durch den Gehalt von Chlorophyll, das einen ähnlichen Aufbau hat wie unser Hämoglobin (roter Blutfarbstoff). Die Alge heißt Chlorella pyrenoidosa und ist eine einzellige Süßwasseralge und hat unter anderem einen hohen Gehalt an Vitaminen, Mineralien. Über den Darm erfolgt zum größten Teil die Ausleitung. Manchmal muss die Alge auch über längere Zeit genommen werden.
Die Dosis wird jeweils individuell ausgetestet.

Zur Unterstützung kann auch **Bärlauch-Tinktur** eingesetzt werden. Bärlauch ist eine heimische wilde Lauchpflanze und sehr reich an schwefelaktiven Verbindungen, weiter ein hoher natürlicher Gehalt an Eisen, Magnesium, Mangan und Adenosin. Der Schwefel und das Cystein macht Bärlauch zu einem guten Chelatbildner für toxische Metalle, so dass sie gut ausgeschieden werden können.

Bei der Schadstoffausleitung bewirkt Bärlauch folgendes:

- Aufbrechen von eingekapselten Depots
- Schwefelverbindungen binden fettlösliche Schadstoffe
- Pathogene Keime und Pilze im Darm werden beseitigt
- Herzfunktion und Blutzirkulation werden verbessert
- Vorbeugung bei Arteriosklerose

Ein weiteres Mittel ist **Koriander-Tinktur**. Koriander wird auch als chinesische Petersilie bezeichnet. Das Koriander-Öl wird aus den Samen der Pflanze gewonnen und erinnert an Anis. Die aromatischen Inhaltsstoffe sind offenbar in der Lage, das in den Zellen des Nervensystems anhaftende Quecksilber zu lösen. Dieses erscheint dann im Gewebe und kann ausgeleitet werden.

Die Wirkung ist:

- Stärkend, anregend, hilft gegen Blähungen, fördert die Darmtätigkeit
- Wirkt gegen Bakterien und Parasiten
- Ist desinfizierend, schmerzstillend und krampflösend

Amalgamausleitung
nach Dr. Klinghardt

Amalgam besteht hauptsächlich aus flüssigem Quecksilber (53%) und zusätzlich Silber, Zinn, Kupfer und etwas Zink. Es lagert sich an zwei verschiedenen Orten im Körper ab:

1. Im Bindegewebe
2. In den Nervenzellen (Spinalganglien, Gehirn)

Amalgam im Bindegewebe, Extrazellulär

Es ist das Amalgam, was spürbar und testbar ist, was uns müde macht, eventuell Probleme mit Organen wie Niere, Leber und Darm (z.B. Morbus Crohn) verursacht und oft Lebensmittelallergien hervorruft, aber auch die Ursache sein kann für Tumore, chronische Schmerzen und Hypercholesterinämie. Der natürliche Schutz des Körpers davor sind Mykosen (Candida). Schwermetalle werden von Pilzen umhüllt. Wenn wir diese Pilze entfernen, nehmen wir dem Patient den natürlichen Schutz weg, d.h. wir sollten immer zuerst die Schwermetalle ausleiten.

Zeigt der Toxinpunkt bei unserem Patient eine Belastung an (Sinus, Strich-Sinus oder Zwei-Strich-Sinus), kann es folgendes bedeuten:

1. er hat noch Amalgam in den Zähnen
2. er hat Amalgam sanieren lassen ohne auszuleiten
3. er hat Schwermetalle z.B. über die Nahrung aufgenommen, in den seltenen Fällen

(Achtung: der Amalgampunkt zeigt manchmal nicht an, obwohl der Patient noch Amalgam in den Zähnen hat, d.h. er ist derzeit nicht belastet.)

In allen drei Fällen können wir folgendermaßen vorgehen:

Um das Amalgam vom Gewebe auszuleiten, eignet sich hervorragend eine Süßwasseralge aus Ostasien namens Chlorella Pyrenoidosa. Diese Alge hat eine Membran, die Schwermetalle wie ein Schwamm absorbiert und sehr stark bindet. Sie saugt sich regelrecht mit Schwermetallen voll und zwar nicht nur mit Quecksilber, sondern auch Cadmium, Nickel, Blei, Gold, Platin,

Palladium und die gängigen Umweltgifte – Dioxin, Formaldehyd und Insektenschutzmittel. Alle in der Zahnheilkunde verwendeten Metallstoffe werden durch diese Alge gebunden und durch die Niere (Urin) und Leber (Stuhl) ausgeschieden. Diese beiden Organe müssen wir bei der Ausleitung besonders schonen.

1.) Aus verschiedenen Chlorella-Sorten testen wir die Beste aus:

- **Nepro-Rella (Nestmann)**
  Alternativ dazu Bio Reu-Rella (S+H)
  Es ist besonders wichtig, auf die Qualität zu achten, da sonst die Gefahr besteht, bereits Chlorella mit Schwermetallen zu sich zu nehmen.

Achtung: manche Menschen vertragen keine Chlorella (vorher austesten.) Man kann alternativ dazu auch Spirulina geben oder noch besser Chlorella umschreiben und erst danach die Ausleitung beginnen.
Wenn der Patient Chlorella verträgt, sich aber schlecht fühlt, muss die Dosis erhöht werden und zwar aus folgendem Grund: Chlorella wirkt durch zwei Komponenten: eine Komponente mobilisiert Schwermetalle im Gewebe, die dann flüssig werden und im Blut erscheinen (wahrscheinlich die Aminosäuren); die andere Komponente ist die Zellmembran, die Schwermetalle im Darm bindet. Wenn man kleine Mengen an Chlorella gibt, mobilisiert sie oft mehr Schwermetalle als sie binden kann und es kommt zu Beschwerden wie Kopfschmerzen, Übelkeit, etc. Wenn man aber hohe Dosen gibt, wird sehr viel mehr Quecksilber gebunden als mobilisiert.

Dosis: zwischen 5 und 100 Tabletten am Tag. Bitte austesten, in der Regel sind es bei starker Belastung um die 20-30. Es kann auch von Tag zu Tag variieren. Wenn der Patient es selbst austesten kann, ist es ideal. Auf jeden Fall ist es gut, dem eigenen Gefühl zu vertrauen. Ich nahm z.B. in einer Woche am 1. Tag 100 Tabletten, am 2. Tag 90, am 3. Tag 75 u.s.w. und kam erst nach 7 Tagen wieder auf die Dosis von 20 Tabletten am Tag. Ich bin in dieser Woche, in der ich anscheinend überschwemmt war mit Schwermetallen, in der Früh aufgestanden und habe erst mal 30 Tabletten zu mir genommen, um überhaupt auf die Beine zu kommen.
Bei manchen Menschen wirkt Chlorella stopfend, also viel Wasser dazu trinken und auf die Verdauung achten. Die Tabletten können auch in Gemüsesaft püriert werden (soll toll schmecken). Auch für Babys Chlorella in den Brei mischen.

2.) Zur Blutreinigung, durch die hohe Konzentration an schwefelaktiven Substanzen:

- **Bärlau (Nestmann)** Essenz aus frischem Bärlauch (Allium ursinum) auch volkstümlich Waldknoblauch genannt. Manche mögen den Geschmack überhaupt nicht, andere lieben es. Alternativ dazu Bärlauchpesto, Bärlauchtinktur oder Knoblauch.

3.) Zum Schutz der Niere:

- **Solidago H (Nestmann)**. Alternativ dazu Renalin (Soluna) oder andere pflanzliche Mittel wie z.B. Solidagoren (Klein) oder Nephroselect M (Dreluso).

4.) Zum Schutz der Leber:

- **Herbanest (Nestmann.)** Alternativ dazu Hepatik (Soluna) oder Taraxacum, Löwenzahnextrakt (Alcea) oder andere.

Diese Nahrungsergänzungs- und Arzneimittel sind rein pflanzlich und in der Apotheke rezeptfrei erhältlich. Die Dosis und eventuell Uhrzeit der Einnahme kann individuell ausgetestet werden.
In der Regel ist die Tagesdosis je 30 Tropfen, entweder verteilt über den Tag oder passend zur Organuhr der Chinesischen Medizin. In diesem Fall, Solidago H vor dem Abendessen, Herbanest® spätabends und Bärlau® und Chlorella verteilt über den Tag einnehmen.

Unterstützung der Ausleitung mit geometrischen Zeichen

Sollte der Patient bei einer bestehenden Schwermetallbelastung kein Amalgam mehr im Mund haben, ist es wichtig, das Amalgam auch informatorisch auszuleiten. Dadurch wird der Ausleitungsprozess beschleunigt. Ein Hauptbestandteil des Amalgams ist Quecksilber. Der Name lässt sich von „quick", auf Englisch „schnell" ableiten. Es ist häufig zu beobachten, dass mit Quecksilber belastete Menschen es eilig haben.

Bei der gezielten Ausleitung aller Schwermetalle gehe ich folgendermaßen vor: Der Patient sagt laut: "Amalgam" - danach "Quecksilber", während ich über der rechten Gehirnhälfte den Ausschlag der Rute teste, meistens Zwei-Strich-Sinus.

Obwohl Amalgam nur zu ca. 53 % aus Quecksilber besteht, leite ich alle Metalle (Silber, Zinn, Kupfer und Zink) aus. Diese durch das Austesten erhaltene Information wird dann auf einen Zettel notiert und in Kombination mit dem entsprechenden geometrischen Zeichen auf Wasser übertragen.

In der Regel wird wie folgt verfahren: Zuerst Amalgam und Quecksilber mit dem Umkehrzeichen Zwei-Strich-Sinus und anschließend dem Umkehrzeichen Sinus ausleiten. Zum Abschluss der Behandlung und zur Stabilisierung wird das Zeichen Ypsilon verwendet. Wie oft und wie lange, wird ausgetestet.

Amalgam in den Nervenzellen, Intrazellulär (Spinalganglien, Gehirn)

Dieses Amalgam ist in der Nervenzelle verschlossen und verursacht oft keine Beschwerden. Es scheint jedoch eine Rolle zu spielen bei schweren Krankheiten wie MS, Alzheimer und Parkinson unter anderen. Leitsymptome sind brennende Schmerzen, Taubheitsgefühl und Tremor. Es verursacht auch psychische Störungen wie Schlaflosigkeit, Depression, Gedächtnisschwäche und Hyperaktivität bei Kindern.

Laut Dr. Klinghardt ist es nur im Beziehungstest messbar, was ich auch feststelle, d.h. indem ich ein Quecksilberhaltiges Thermometer an den Patienten halte und dann auf Resonanz teste. Es testet jedoch nicht, wenn der Patient „Quecksilber" sagt und ich über der rechten Gehirnhälfte teste. Ich vermute, es ist in irgendeiner Weise in der Nervenzelle so gebunden, dass es nicht mehr auf Quecksilber anspricht.

Das Korianderkraut (Coriandrum sativum, eine Apiaceae) hat die Eigenschaft die Gehirn-Blut-Schranke zu passieren und die Nervenzelle zu öffnen so dass das Quecksilber ins Bindegewebe ausgeschieden werden kann und somit wieder testbar ist. Diese Tatsache bewirkt, dass Patienten, die am Amalgampunkt keine Belastung zeigen, nach Koriandereinnahme wieder eine Belastung testen.

Wie weiß ich, ob noch Quecksilber in der Nervenzelle ist?

Dr. Klinghard lässt den Patienten in der Praxis Koriander zu sich nehmen, während er oder der Patient selbst die Reflexzone des Gehirns an der Innenseite des Mittelfingers massiert. (siehe Abbildung Anhang). Danach testet er dann, das von der Nervenzelle ins Bindegewebe ausgeschüttete Quecksilber.

Wann gebe ich Koriander?

Auch hier teste ich den besten Zeitpunkt aus: in der Regel erst, wenn das Bindegewebe keine Belastung zeigt, um den Patienten nicht zu überfordern. Mit der Gabe von Koriander wird der Körper oft mit Schwermetallen überschwemmt, d.h. es ist wichtig, nicht zu früh damit anzufangen und den Zeitpunkt hierfür sorgfältig auszuwählen (z.B. nicht während Prüfungsphasen oder beruflichen oder privaten Belastungen).

Achtung: Kein Koriander geben, wenn noch Amalgam in den Zähnen ist.

Koriander kann in verschiedenen Formen zu sich genommen werden:

- **Cilantris-Essenz** (Nestmann), Essenz aus jungen Korianderpflanzen in frischem Zustand
- **Cilantris-Koriander-Tabletten** (Nestmann)

- **frisches Korianderkraut** zu den Mahlzeiten dazugeben
- **Koriandertinktur selbst herstellen nach folgendem Rezept:** frisches Korianderkraut (am besten biologisches) in 30% Alkohol oder die billigere Variante in hochprozentigem Schnaps einlegen und drei Wochen ziehen lassen. Danach absieben.
- **Koriandertinktur,** z.B. bei Dr. Klinghardt beziehen.

Dosis: etwa 15 - 45 Tropfen am Tag.
Während der Einnahme von Koriander ist es gut, die Reflexzone des Gehirns an der Innenseite des Mittelfingers (siehe Abbildung Anhang) zu massieren um den Ausleitungsprozess anzuregen.

- Dazu weiter **Chorella, Solidago H, Herbanest und Bärlau** nehmen. Das ist ganz wichtig, da die Schwermetalle von den Nervenzellen in das Bindegewebe kommen und von da ausgeschieden werden müssen.

- In sehr schweren Fällen empfiehlt es sich zusätzlich DMPS zu spritzen oder oral zu nehmen.

Das Korianderkraut setzt das Quecksilber von den Nervenzellen frei. Ist eine große Menge in den Nervenzellen gespeichert, wird nach der Einnahme wieder Quecksilberbelastung getestet. Dann können wir wieder - wie oben beschrieben - das Quecksilber umschreiben. Es kommt auch häufig vor, dass jetzt andere Schwermetalle oder Gifte positiv testen, die durch das Quecksilber in der Nervenzelle gebunden waren. Quecksilber hat die Eigenschaft die Nervenzelle mit allen darin befindlichen Giften zu verschließen. Sobald Koriander genommen wird, wird nicht nur Quecksilber frei sondern auch alle anderen Gifte wie: Dioxin, Formaldehyd, Holzschutzmittel, alle anderen Metalle, Zinn, Aluminium. Plötzlich wird der ganze Organismus überschwemmt mit diesen Giften, die man vorher nicht feststellen konnte. Ich empfehle dann, jeweils **zwei** gleichzeitig umzuschreiben.

Und zum Schluss: **Schwermetalle, Gifte mit Ypsilon!**

Es wurde festgestellt, dass das Ausleiten nicht langfristig vorhält, wenn die Abschlussbehandlung mit dem Ypsilon nicht vorgenommen wurde. Die Verstärkung mit dem Ypsilon unterstützt den erfolgreichen Ausleitungsprozess.
Während der Ausleitungsphase ist es wichtig, immer eine „Energie-Balance" vorzunehmen; die Zeichen sollten sorgfältig nachgetestet und vom Patienten nachgemalt werden.

Während der ganzen Ausleitungszeit ist es wichtig, **viel Wasser zu trinken** und eine **eiweißreiche Ernährung** mit viel Fleisch zu sich zu nehmen, da die schwefelhaltigen Aminosäuren wichtig sind, um die Schwermetalle aus dem Körper heraus zu transportieren. Man bekommt richtig Heißhunger auf Fleisch.

Schwermetallausleitungen sind nicht angenehm, aber ich verspreche, es lohnt sich! Der Therapeut muss individuell abschätzen, wie schnell oder sanft er bei jedem Patienten vorgehen kann. Das ist der Schlüssel zu einer erfolgreichen Ausleitung.

Weitere Ausleitungsverfahren

Es gibt natürlich noch viele andere Ausleitungsmöglichkeiten, je nach Hersteller der Mittel auch unterschiedliche Konzepte. Da wir unterschiedlichsten Stoffen ausgesetzt sind und jedes System unterschiedlich reagiert, ist es gerade bei chronisch Erkrankten wichtig auch andere Konzepte zu kennen und individuell auf den Patienten einzugehen. Es kann auch vorkommen, dass ein Patient auf ein Präparat allergisch oder mindestens unverträglich reagiert, deshalb ist es hilfreich, auf andere Präparate auszuweichen. Bei allen Belastungen, die uns begegnen, ist es eben wichtig, die Funktion der Leber, der Nieren und des Lymphsystems zu beachten und gegebenenfalls auch zu unterstützen.

Unspezifische Drainage

Derivatio H Fa. Pflüger
Solidago H Nestmann, Unterstützung für die Niere
Herbanest Nestmann, Unterstützung für die Leber

Phönix-Entgiftungstherapie

Phönohepan, Unterstützung für die Leber
Solidago, Unterstützung für die Niere
Antitox

Iso-Entgiftungstherapie

Echinacea cp Iso, Lymphmittel
Cochlearia cp Iso, Stoffwechselmittel
Allium cp Iso, Darmmittel

Natürliche Chelatbildner

Bärlau und Cilantris Nestmann (Koriander)
Nepro Rella Nestmann, Bio-Reu-Rella oder Chlorella Hau

Substitutionstherapie

Zink, Vit.C, Coenzym Q 10
Kupfer, Eisen, Selen, B-Vitamine (B6, B3, B12), Vitamin E
Mineralstoffe: Magnesium, Kalium, Calcium, Natrium

Ernährung

Faserreiche Vollwertkost und reichlich Wasser, am besten mineralstoffarm

Test-Vorgehensweise bei Amalgam und Schwermetallbelastung

Als erstes wird der Energie Balance vorgenommen.
Wenn sich bei der Austestung am Toxinpunkt einer der Vektoren 5-8 ergibt, ist das ein Hinweis auf eine Schwermetall- oder Wohngiftbelastung.
Wir überprüfen auf verschiedene Schwermetalle und Gifte. Wir können mit Testsätzen oder verbal mit Listen vorgehen.
Angenommen die Testperson sagt Amalgam, Amalgam und wir testen mit der Rute, die linke Hand über der rechten Hemisphäre, wird die Rute mindestens Vektor 5 bis 8 anzeigen (Linksdrehung). Damit wissen wir, dass es Unverträglichkeitsreaktionen auf Amalgam gibt.
Danach wird das System umprogrammiert, mit dem ausgetesteten Zeichen.

Testablauf

- „Energie-Balance"
  Korrektur der verschiedenen Punkte und Zonen, so wie es ausgetestet wird
- Toxinpunkt zeigt eine Störung (Vektor 5-8)
- Anmalen des Zeichens und nachtesten.
- Schwermetalle und Gifte folgendermaßen testen:

  1. Tester hält die linke Hand über der rechten Hirnhälfte der Testperson
  2. Testperson liest Liste der möglichen Schwermetalle herunter, bei entsprechender Belastung dreht die Rute links oder hat einen negativen Ausschlag (z.B. wie oben bei Amalgam)
  3. Oder Test mit den entsprechenden Stoffen

- In der rechten Hand ein Glas Wasser = Informationsübertragung (3 min.)
- Test auf Höhere Energien wie z.B. Bachblüten, Homöopathische Mittel zur Unterstützung. (Menge und Häufigkeit der Einnahme)
- Test auf mögliche andere Ausleitungsmittel oder –verfahren

Als Hausaufgabe

- Zettel mit Schwermetallbelastungsinfo z.B. Amalgam in die linke Hand und entsprechendem Zeichen
- Wasser in die rechte Hand = Informationsübertragung
- Test wie häufig diese Informationsübertragung durchgeführt werden soll
  (1 x tägl.; 2 x tägl. usw. 1 Woche, 2 Wochen, 3 Wochen usw.)
- Ausgetestete „Höhere Information" zur Unterstützung einnehmen, anschauen usw.
- Ausgetestete Ausleitungsmittel einnehmen, wenn nötig.
- Während der ausgetesteten Zeit sollten alle Zeichen von der Testperson weiter angemalt und kontrolliert werden

Testung Amalgampunkt

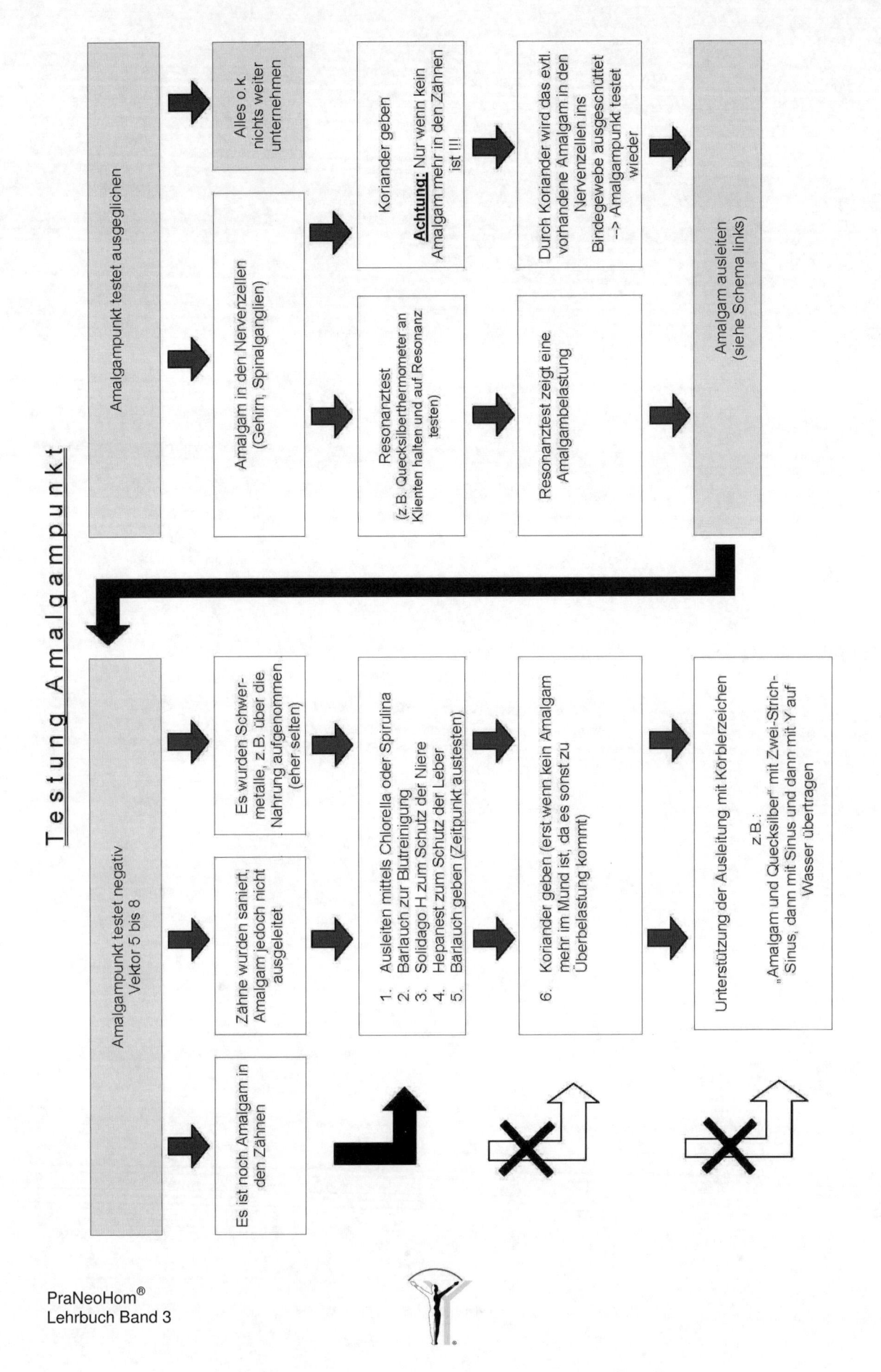

Amalgampunkt testet ausgeglichen

→ Alles o.k. nichts weiter unternehmen

→ Amalgam in den Nervenzellen (Gehirn, Spinalganglien)

- → Koriander geben
  Achtung: Nur wenn kein Amalgam mehr in den Zähnen ist !!!
  → Durch Koriander wird das evtl. vorhandene Amalgam in den Nervenzellen ins Bindegewebe ausgeschüttet
  --> Amalgampunkt testet wieder

- → Resonanztest (z.B. Quecksilberthermometer an Klienten halten und auf Resonanz testen)
  → Resonanztest zeigt eine Amalgambelastung

→ Amalgam ausleiten (siehe Schema links)

Amalgampunkt testet negativ Vektor 5 bis 8

- → Es ist noch Amalgam in den Zähnen
- → Zähne wurden saniert, Amalgam jedoch nicht ausgeleitet
- → Es wurden Schwermetalle, z.B. über die Nahrung aufgenommen (eher selten)

→
1. Ausleiten mittels Chlorella oder Spirulina Bärlauch zur Blutreinigung
2. Solidago H zum Schutz der Niere
3. Hepanest zum Schutz der Leber
4. Bärlauch geben (Zeitpunkt austesten)
5.

→ 6. Koriander geben (erst wenn kein Amalgam mehr im Mund ist, da es sonst zu Überbelastung kommt)

→ Unterstützung der Ausleitung mit Körblerzeichen
z.B.:
"Amalgam und Quecksilber" mit Zwei-Strich-Sinus, dann mit Sinus und dann mit Y auf Wasser übertragen

PraNeoHom®
Lehrbuch Band 3

Amalgam- und Quecksilberbelastung bei Kleinkindern

Wie kommt so eine Belastung schon in den Körper eines wohl behüteten Babys?

- Eine der Quellen ist das Amalgam in den Zähnen der Eltern. Das Amalgam wird pränatal über die Plazenta von der Mutter auf den Fötus übertragen. Man sagt auch, dass das Amalgam vom Vater über zwei Generationen als Information noch nachweisbar ist.

- Die andere Quelle sind die Impfungen. Diese werden mit Quecksilber (Thiomersal) haltbar gemacht und belasten zusätzlich den kindlichen Organismus.

Folgen können sein:

- Allergien
- Neurodermitis
- Krupphusten und Asthma
- ADS oder Hyperaktivität
- Schwarze Milchzähne
- Geschwollene Zunge mit seitlichen Zahnabdrücken

Zum Ausleiten kann in diesem Fall so vorgegangen werden, als handle es sich um ein Miasma, also eine über Generationen weitergegebene Schwäche des Organismus:

- Energie-Balance machen, um den Organismus auszugleichen
- Homöopathisch Mercurius solubilis geben. Die Potenz kann ausgetestet werden oder man fängt mit einer niedrigen Potenz an (C30) und geht dann weiter hoch (C200, C1000 etc.). Meistens reicht eine Gabe.

Bei der Homöopathie ist es am sichersten, die Potenz und das Mittel blind auszutesten.

„When I argue with reality,
I lose – but only
100% of the time.

Frei übersetzt:
"Wenn ich mich mit der Wirklichkeit anlege
verliere ich
und zwar jedes Mal."

Byron Katie

V. Wohngifte

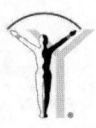

Grundsätze der Toxikologie

1. Dosis: Je länger die Einwirkzeit, um so niedriger die schädliche Dosis

2. Synergismus: Je mehr Noxen zusammen wirken, um so größer der Effekt

3. Immunsupression: Vorschädigungen können das Ausgleichvermögen des Körpers reduzieren oder sogar lahm legen

4. Exposition: Schwache Noxen bei langer Einwirkdauer sind schädlicher als starke Noxen bei kurzem Kontakt

5. Risikopersonen: Kinder, ältere Menschen, Kranke, Schwangere, stillende Frauen und Überempfindliche

Aluminium

Vermehrt im Gehirn von verstorbenen Alzheimerpatienten gefunden. Leitsymptom der Aluminiumvergiftung sind Gedächtnisstörungen. Wo Amalgam ist oder war, wird Aluminium eingelagert. Amalgam stört die Aluminiumentgiftung durch Verbrauch der gleichen Entgiftungsenzyme. Es verursacht Elektrosensibilität.

Wir begegnen Aluminium in Desinfektionsmitteln, Alufolien, Verpackungen von Lebensmitteln, Aludosen, Backpulver, Deodorants, Trink- und Kochgefäßen, Alaun im Rasierstein, Antazida (Medikamente gegen überhöhte Magensäure), Desinfektionsmittel in Spritzen-Ampullen, essigsaure Tonerde = basische Aluminiumacetate, Gurgelwasser, Heilerde, Homöopathika, Holzschutzmittel, Zahnersatz und in der Nahrung wie z.B. Fisch, Milchprodukte und Gemüse.

Arsen

Krebserregend und erbgutverändernd kommt es in kleinen Spuren überall in der Natur vor.
Blei potenziert die Wirkung. Selen und Zink wirken als Gegenspieler.
Leitsymptom ist Hornhautbildung mit schmerzhafte Rissbildung z.B. an Händen und Füssen.

Blei

Viele Wasserleitungen sind heutzutage noch aus Blei (in Berlin 30 Prozent). Außerdem ist es enthalten im Zinngeschirr und im verbleiten Benzin. Blei ist ein starkes Blut-, Nerven- und Nierengift.

Cadmium

Entsteht hauptsächlich als Nebenprodukt bei der Zinkverhüttung. Durch den Phosphatdünger wird es in den Pflanzen angereichert. Wir begegnen ihm in wiederaufladbaren Batterien, PVC-Kunststoffen, Anstrichen, Keramik und im Tabakrauch.
Bereits in geringen Mengen treibt es das Kalzium aus den Knochen, sodass diese spröde werden: erhöhtes Knochenbruchrisiko speziell bei Rauchern. Cadmium lagert sich in den Nieren und Knochen ab. Gegenspieler sind Selen und Zink.

Dioxine und Furane

Krebserregend, erbgutschädigend.
Es ist das Seveso-Gift und entsteht bei der Müllverbrennung und von Hausheizungen. Flammgeschützter Kunststoff, wie in PC-Gehäusen, CD-Playern, Fernsehapparaten und Videogeräten enthalten, dampft durch die erzeugte Wärme diese Gase aus. Auch in Textilien nachweisbar, vermutlich durch die Entlaubungsmittel der Baumwollpflanzen.
Leitsymptome: plötzliche Blackouts.

Formaldehyd

Giftiges, farbloses, stechend riechendes Gas, erbgutveränderd.
Die Lösungen davon heißen Formalin oder Formol und wurden früher als Desinfektionsmittel in großen Mengen verwendet.
Wir begegnen ihm heute in Möbeln, Fertigdielen, Pressspannplatten, Sperrholz, Parkett, Pestiziden, Düngemitteln, Waschmitteln, Kosmetika, zur Herstellung von Schaumstoff in der Papierindustrie und im Tabakrauch. Es ist ein Hilfsmittel zur „Knitterfrei-" und „Pflegeleicht-Ausrüstung" in der Textilindustrie.
Nach einer Amalgamvergiftung fehlt die Glutathion-S-Transferase, die zuständig ist für den Formaldehydabbau.
Nachweisbar im gekehrten Hausstaub.
Hilfreich ist neben den unten beschriebenen Pflanzen, offene Schälchen mit 30prozentigem Wasserstoffperoxid aufzustellen. Dieser inaktiviert den Formaldehyd. Besonders in Räumen mit vielen Büchern.

Pestizide

Das klassische Pestizid DDT wurde zunächst zur Malariabekämpfung eingesetzt. Es baut sich äußerst langsam in der Natur ab, sowie auch PCB und Dioxine. 1974 wurde es verboten, allerdings weiterproduziert und bis in die 80er Jahre in die Plantagen der Dritten Welt exportiert. Nach dem Verbot von DDT wurden Lindan (Holzschutzmittel), PCP (Pentachlorphenol) und Pyretroide eingesetzt. Erst in den 90er Jahren wurden auch diese giftigen Substanzen verboten und durch rasch abbaubare Pestizide ersetzt.
Alle Pestizide greifen das Nerven- und Immunsystem an.

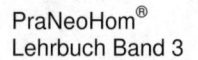

Luftreinigung durch Pflanzen

„Die meisten von uns verbringen einen Großteil ihres häuslichen Lebens in einer Atemluft, die chemische Kombinationen von verwirrender Komplexität enthalten. Plastik, synthetische Fasern, Lösungsmittel, Klebstoffe, Haushaltsreiniger, Haarsprays, Kosmetika und Streichmaterialien vermischen sich und schaffen in schlecht belüfteten Räumen Gesundheitsgefahren.

Das chemische Konservierungsmittel Formaldehyd gehört zu den Hauptverschmutzern unserer häuslichen Umgebung und verursacht bekanntermaßen Reizungen von Augen, Nase und Hals sowie Kopfschmerzen, Übelkeit, Schlafstörungen und eine ganze Schar weiterer Symptome.

Wir können auf Forschungsarbeiten der NASA zurückgreifen, die der Luftreinhaltung in Raumkapseln gewidmet waren. Im Zuge der Forschungen entdeckte man, dass verschiedene ganz gewöhnliche Hauspflanzen die Fähigkeit besitzen, viele der häufigsten Schadstoffe, darunter auch Formaldehyd, aus der Luft zu entfernen. Dies sind:

Peperomien
Friedenslilien *(Spathiphyllum Wallisii)*
Gänsefußpflanzen *(Syngonium podophyllum)*
Zwergbananenpflanzen
Goldener Pothos *(Scindapsus Aureus)*
Friedenslilie

Drei weitere Pflanzenarten wurden entdeckt, die die gleichen Funktionen erfüllen, aber in geschlossenen Räumen nicht so gut zu ziehen sind, weil ihre Blätter länger und stacheliger sind:

Spinnenpflanzen *(Chlorophytum Elatum)*
Chinesisches Immergrün *(Agleonem)*
Schwiegermutters Zunge *(Sansevieria Trifasciata Laurentii)*

Pflanzen filtern nicht nur die Luft, sie erhöhen auch den Sauerstoffgehalt, sorgen für verbesserte Luftfeuchtigkeit und heben ganz allgemein die Energie eines Raumes an. Ich empfehle für gewöhnlich, eine Pflanze pro Computer oder Fernsehapparat so nahe wie möglich an den Geräten aufzustellen, und andere Pflanzen, die je nach Bedarf die anderen elektrischen Geräte ausgleichen." *

---

* „Heilige Orte erschaffen mit Feng Shui" von Karen Kingston, S. 219-220

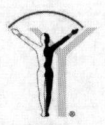

„If you don't fight with life,
life simply helps you,
takes you on its shoulders,
it takes you.
Be yourself and nothing more."

Frei übersetzt:
"Wenn du nicht mit dem Leben kämpfst,
trägt es dich auf den Schultern,
es trägt dich.
Sei du selbst und sonst gar nichts."

Peter Makena aus der CD Hallelujah

Danksagung

Ich möchte mich an dieser Stelle bei meinem „Wolfsrudel" (Schüler, Kollegen und Freunde) bedanken, allen, die mir geholfen haben, diese PraNeoHom-Lehrbücher zu erstellen, die mir beratend, seelisch, emotional und praktisch beigestanden haben. Nur mit euch zusammen ist so ein Werk möglich geworden.

Besonderer Dank gebührt Hans-Joachim Pollin, Alvina M. Kreipl, Christina Baumann und Klaus Jürgen Becker für ihr Engagement für dieses Lehrbuch. Ganz herzlich möchte ich mich auch bei den vielen Patienten bedanken, die mir ihr Vertrauen geschenkt haben und ganz besonders bei der, deren Fall ich hier publizieren durfte. Meiner Mutter Margret danke ich für die gute Lektorierung.

Leserservice

Lieber Leser,

ich freue mich, dass Sie mich bis hierhin begleitet haben. Sie haben mit dem vorliegenden Material ein umfassendes und tiefgreifendes Werkzeug anhand bekommen. Noch vor einigen Jahren war dieses Wissen nur in Zusammenhang mit einem Seminar verfügbar.

Das Internetzeitalter gibt heute jedem die Möglichkeit, sich optimal zu informieren. Im Zuge dieser allgemeinen Freigabe von Wissen habe ich mich entschieden, meine Skripten jedem zugänglich zu machen, auch wenn er keine Ausbildung bei mir oder meinen Schülern macht und zwar jetzt in der neuen Form als Lehrbuch.

Für meine Seminare und Lehrbücher gilt gleichermaßen: Das Wissen der PraNeoHom gebe ich freizügig und gerne weiter. Jeder, der bei mir Seminare besucht, kann dies bestätigen: Information wird bei mir nicht zurückgehalten, sondern ganz im Gegenteil: Es ist mein Anliegen und meine Vision, dass diese wertvolle Heilmethode in jeden Haushalt kommt und Menschen dabei hilft, sich selbst und ggf. auch andere zu heilen.

Ich selbst vertrete den Standpunkt, dass Wissen auf eine qualifizierte Weise weitergegeben und achtsam genutzt werden sollte. Um eine optimale Anwendung zu gewährleisten, halte ich deshalb weiterhin eine fundierte Ausbildung bei mir oder einem meiner Schüler für angemessen

Ein derart umfassendes Thema wirft natürlich Fragen auf. Antworten darauf, weitere Informationen und praktische Begleitung erhalten Sie in unseren Seminaren, die auch Sie besuchen können. Dort können Sie mich und die Möglichkeiten der PraNeoHom „live" erleben.

Ich würde mich freuen, Sie in kürze persönlich kennen zu lernen. Unverbindliche Kursinformationen und weiterführendes Material erhalten Sie unter:

Layena Bassols Rheinfelder, *Heilpraktikerin*
Die Heilpraxis am See
Institut für PraNeoHom®
Seestraße 52, 82211 Herrsching
Tel. 08152 / 982 76 -34, Fax -35
layena@praneohom.de
www.praneohom.de

Quellenverzeichnis

Mykosen" Ursachen und natürliche Behandlung von Pilzerkrankungen"
von Christine Heideklang, Knaur Verlag ISBN N 3-426-76111-4
„Gifte im Alltag" von Max Daunderer, Verlag C.H. Beck ISBN 3-406-42095-8
„An jedem Zahn hängt immer auch ein ganzer Mensch"
von Dr.med.dent. Dirk Schreckenbach, Verlag ProSanitas ISBN 3-00-011929-9
„Heilige Orte schaffen mit Feng Shui" von Karen Kingston, Lotos-Verlag, ISBN 9-783778-780251
„Umweltkrankheiten natürlich behandeln" von Hl. Hildegard, Pattloch Verlag, ISBN 3-269-00882-8
„Kursbuch Umweltgifte" von Susanne Kammerer, Heyne-Verlag ISBN 3-453-09372-0
„Angewandte Umweltmedizin" von Claus Schulte-Uebbing, Sonntag-Verlag, ISBN 3-87758-099-8
„Umweltbedingte Frauenkrankheiten" von Claus Schulte-Uebbing, Sonntag-Verlag,
ISBN 3-87758-094-7
„Neue Chemie in Lebensmittel" Herausgeber Katalyse Institut für angewandte Umweltforschung,
Verlag Zweitausendeins, ISBN 3-86150-119-8
„Immun mit kolloidalem Silber" von Josef Pies, VAK Verlag, ISBN 3-935767-13-7
„Gefahrstoffe 2000 mit aktuellen Grenzwerten" von der Berufsgenossenschaft für Gesundheitsdienst und
Wohlfahrtspflege BGW ISBN 3-89869-039-3
„Was bedeuten die E-Nummern? Lebensmittel-Zusatzstoffe" von der Verbraucher Zentrale
ISBN 3-922940-15-3
„EM, Fantastische Erfolge mit Effektiven Mikroorganismen" von Franz-Peter Mau,
Goldmann Verlag, ISBN 3-442-14227-X
„Urheimische Notizen" von Dr.Pandalis
„Allergie? Allergie!" von Ulla Kinon, Verlagsgemeinschaft Naturheilkunde & Psychologie, Eschborn
„Allergie und der Weg, sich in wenigen Minuten davon zu befreien" von Jimmy Scott, Kathleen Goss,
VAK-Verlag, Freiburg
„Biophysikalische Therapie bei Allergien" von Dr. Peter Schumacher, Sonntag Verlag, Stuttgart,
„Mykosen die schleichende Krankheit" von Paul Mohr, Oesch Verlag
„Der Schlüssel des Lebens" Reichl Verlag, St. Goar
„An jedem Zahn hängt immer auch ein ganzer Mensch" von Dr. med. dent. Dirk Schreckenbach, Verlag
ProSanitas, ISBN 3-00-011929-9

Bezugsquellen

Chlorella, Bärlauch und Koriander sind Nahrungsergänzungsmittel und können somit direkt beim Hersteller zu einem günstigeren Preis bestellt und von Beratern und Therapeuten wiederverkauft werden.
Nestmann + Co: 96199 Zapfendorf/ Bamberg, Weiherweg 17, Tel: 09547/ 92210 Fax: 215
(Neprorella, Bärlauchtinktur oder –kapseln, Koriandertinktur oder –tabletten)
S+H Apotheken Vertriebs GmbH: 97828 Marktheidenfeld, Max-Braun-Straße 8,
Tel: 09391/ 909-131 Fax: -13 (Bio-reu-rella)
Institut für Neurobiologie nach Dr. Klinghardt GmbH: 70435 Stuttgart-Zuffenhausen, Waldäckerstr. 27, Tel: 0711/ 806087-11 Fax:-13
Sanum-Kehlbeck Postfach 1355, 27316 Hoya, Tel. 04251-9352-0, E-Mail: Med@sanum.com
www.Sanum.de
Alcea GMbH Alfred-Nobel-Str. 5, 50226 Frechen, Tel. 02234-93341-0, E-Mail: info@alcea.info
www.alcea.info (Pflanzentinkturen)
Mycohaem schweiz / Haefeli, alpenstrasse 16, CH-6300 Zug / Schweiz, www.mycohaem.ch
Blutmykosentest

Links zur PraNeoHom®

Berater/Therapeuten und Dozenten der PraNeoHom®

Altkemper, Regina, 38100 Braunschweig, www.altkemper.de
Bassols Rheinfelder, Layena: 82211 Herrsching, www.praneohom.de
Bouizedkane, Eva-Elisabeth, 13581 Berlin, www.dreiklang-spandau.de
Cordes, Werner, 38459 Bahrdorf www.praneohom-portal.de/cordes_werner.html
Dlouhy, Angelika Francia, 83115 Neubeuern, www.praneohom-portal.de/dlouhy_angelika.html
Emrich, Waltraud Jana, 01307 Dresden, www.janaemrich.de
Gräf-Petzoldt, Johanna, 13357 Berlin, www.praneohom-portal.de/graef-petzoldt_johanna.html
Keppeler, Susanne, 94469 Deggendorf, www.yoga-samsara.de
Mann, Cebrián Matthias, 10409 Berlin, www.energy-tools.de
Mühlhausen, Regine, 16792 Zehdenick, www.altemuehle-zabelsdorf.de
Nausch, Anton, 82396 Pähl, www.gesundwohnen-leben.de
Neumayer, Petra, 84424 Isen, www.gesundheitsbegleitung.de
Pollin, Hans-Joachim 73728 Esslingen, www.gesundheit-harmonie.de
Reiter, Monika, 84034 Landshut, www.praneohom-portal.de/reiter_monika.html
Rucka, Elzbieta, 12203 Berlin, www.praneohom-portal.de/rucka_elzbieta.html
Sabokat, Wilhelm, 93358 Sankt-Johann, www.all-for-life.org
Schöne-Breitfeld, Rositha Filipa, 83552 Evenhausen www.praneohom-portal.de/schoene-breitfeld.html
Sperr, Felicitas, 84028 Landshut, www.praneohom-portal.de/sperr_felicitas.html
Stark, Roswitha, 86356 Neusäß, www.heilpraxis-stark.de
Oester, Tonie B., CH-4055 Basel, www.toxoff.ch
Zander, Leonie, CH-8006 Zürich www.leonie-zander.ch

Diskussionsforum: Erfahrungsaustausch, Fragen und Hilfestellungen rund um die PraNeoHom
www.praneohom-forum.de

PraNeoHom Produkte, die aktuellen Shops finden sie unter www.praneohom.de/links.html

Lehrbücher der PraNeoHom®

Zu beziehen unter www.praneohom.de/lehrbuecher.html und im Buchhandel.

Band 1	Einhandrute und Vektorenkreis, Geometrische Zeichen Geopathie und Elektrosmog, Narbenentstörung
Band 2	Energie-Balance Selbstwiederholung der Organe, Wandlungskreis der fünf Elemente und Meridianlehre nach der TCM
Band 3	Allergien und Mykosen, Zahnmeridian, Amalgam- und Schwermetalle
Band 4	Töne, Rhythmen und Farben, Glaubensmuster nach Simonton The Work nach Byron Katie
Band 5	Psychomeridian, Chakra-Therapie Schamanisches Aurawedeln
Band 6	Erfahrungen aus der Praxis und Fallbeispiele Emotional Release, Einfühlsames Zuhören
Band 7	Krankheitsbilder Berater/Therapeut im Vergleich

Impressum

Hinweis für den Leser

Die in diesem Lehrbuch vorgestellten Informationen sind sorgfältig erarbeitet und geprüft worden. Dennoch kann keine Garantie übernommen werden. Die von der Autorin vertretenen Auffassungen in Bezug auf Krankheiten und ihre Behandlung weichen teilweise von der allgemein anerkannten medizinischen Wissenschaft ab. Jeder Leser ist aufgefordert, in eigener Verantwortung zu entscheiden, ob und wie die in diesem Lehrbuch vorgestellte Methode für ihn eine Alternative bzw. Ergänzung zur Schulmedizin darstellt. Eine Haftung der Autorin für Nachteile oder Schäden ist ausgeschlossen. Bitte beachten Sie in jedem Fall die Grenzen der Selbstbehandlung.

Hinweis zu Copyright und Urheberrecht

Das Urheberrecht schützt Autoren davor, ausgebeutet zu werden und hilft ihnen, von ihrer Arbeit zu leben. Ohne das Urheberrecht hätten nur materielle Dinge Wert. Deshalb bitte ich weiterhin um Respekt dafür, dass diese Lehrbücher oder Teile davon (auch Graphiken) nicht ohne ausdrückliche Erlaubnis von mir oder Alvina M. Kreipl abgedruckt werden dürfen. Wende Dich bei Fragen an mich oder Alvina M. Kreipl (Tel. 08031/91835, alvina@gmx.net).

Hinweis zu Markenrechten

Folgende Begriffe sind markenrechtlich geschützt:

- Markeninhaberin Alvina M. Kreipl, Kolbermoor: PraNeoHom Logo
- Markeninhaberin Layena Bassols Rheinfelder, Herrsching: PraNeoHom®
- Markeninhaber Hans-Jürgen Nagel, Lüneburg: Praktische Neue Homöopathie®
- Markeninhaber Naturwissen GmbH & Co. Ausbildungszentrum KG, Wolfratshausen:
Neue Homöopathie nach Erich Körbler®, Neue Homöopathie nach Körbler®, Erich Körbler®, Körbler®, Lebens-Energie-Berater nach Körbler (LEB)®, LEB®, LET®, L-E-T® und Körblersche Baumblüten®

Sollten unwissentlich Begriffe verwendet worden sein, die dem Markenschutz unterliegen und nicht gekennzeichnet sind, so wird der Markenschutz anerkannt.

Hinweis zum Verlag

ISBN 978-3-940089-02-1
1.Auflage Januar 2007
PraNeoHom Verlag, 82266 Inning
Texte: Layena Bassols Rheinfelder
Graphiken: Alvina M. Kreipl
Mykosebilder: mycohaem, Schweiz
Copyright © 2007 Layena Bassols Rheinfelder
www.praneohom.de